Les jumeaux

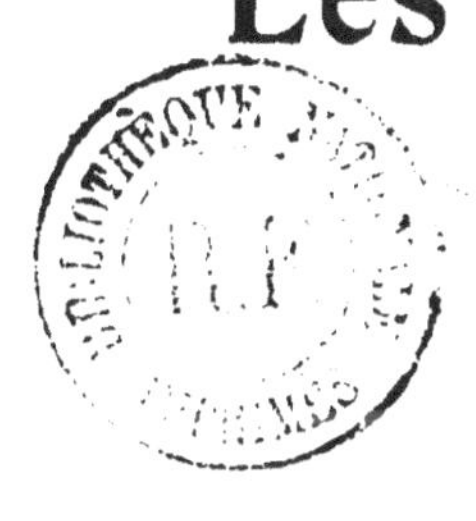

DU MÊME AUTEUR

VACCINS ET SÉRUMS, 1 vol. in-18 (Bibliothèque des Connaissances médicales). E. Flammarion, éditeur.

L'HÉRÉDITÉ MORBIDE (5ᵉ mille), 1 vol. in-18 (Bibliothèque de Philosophie scientifique). E. Flammarion, éditeur.

LA CROISSANCE, 1 vol. in-18 (Bibliothèque de Philosophie scientifique). E. Flammarion, éditeur.

LES ENFANTS RETARDATAIRES, in-16, Baillière, éditeur.

LA GOUTTE ET SON TRAITEMENT, 2ᵉ édition, in-16, Baillière, éditeur.

TRAITÉ DE PATHOLOGIE GÉNÉRALE (en collaboration avec M. Hallopeau), in-8°, Baillière, éditeur.

TRAITÉ DES MALADIES FAMILIALES ET DES AFFECTIONS CONGÉNITALES, in-8°, Baillière, éditeur.

PRÉCIS DES MALADIES DE L'ENFANCE, 3ᵉ édition, in-8°, Baillière, éditeur (traduit en espagnol, Salvat, éditeur à Barcelone).

HYGIÈNE DE L'ENFANCE, in-16, Baillière, éditeur (traduit en espagnol, Espasa, éditeur à Barcelone).

Bibliothèque des Connaissances médicales

DIRIGÉE PAR LE DOCTEUR APERT

Dr APERT

MÉDECIN DE L'HOPITAL DES ENFANTS MALADES

Les jumeaux

Étude biologique, physiologique et médicale

AVEC 20 FIGURES DANS LE TEXTE

Causes de la gémellité. — Les particularités physiques et intellectuelles des jumeaux. — Maladies gémellaires. — Comment l'étude des jumeaux éclaire les grands problèmes biologiques.

PARIS

ERNEST FLAMMARION, ÉDITEUR

26, RUE RACINE, 26

1923

INTRODUCTION

La naissance de jumeaux est, dans l'espèce
humaine, l'exception; mais c'est une exception
non rarissime; un accouchement sur cent environ (nous donnerons ultérieurement des chiffres
plus précis) se termine par la mise au monde de
jumeaux. Il naît environ deux jumeaux sur cent
enfants. On peut donc penser, en tenant compte
très largement de la plus forte mortalité des
jumeaux dans les premiers mois de leur existence, qu'il existe sur terre, sur le milliard et
demi d'individus auquel on estime l'effectif de
l'humanité, plus de vingt millions de jumeaux.

Quand donc on traite, comme nous allons le
faire, du mode d'élevage des jumeaux, ou de la
façon particulière dont ils sont conjointement
susceptibles de réagir aux maladies, ou de certaines particularités qui leur sont propres, on
intéresse de nombreuses personnes. Toutefois ce
n'est pas seulement par le nombre des individus
auxquels elles se rapportent que les questions

relatives aux jumeaux sont pleines d'intérêt : sur de nombreux points, l'étude des jumeaux éclaire des problèmes très importants pour l'ensemble de l'humanité; en particulier elle donne des renseignements précieux sur l'influence relative de l'hérédité et du milieu, des tendances natives et de l'éducation, de la *nature* et de la *nurture* comme disent les Anglais; elle intéresse donc les *philosophes*, les *pédagogues*, les *sociologues*, les *moralistes*, voire les *législateurs* s'ils avaient la sagesse et le loisir d'écouter, pour la confection des lois, les leçons de l'expérience : l'étude des jumeaux jette aussi des lumières sur d'importants points de physiologie et de pathologie intéressant les *médecins;* elle met en relief dans certains cas l'influence des sécrétions internes des glandes génitales sur la différenciation sexuelle déjà chez le fœtus; elle rend compte de certaines particularités des premiers stades de développement de l'œuf; elle est donc importante pour les *embryologistes*, les *biologistes*, les *naturalistes;* enfin la pathologie mentale des jumeaux présente des particularités bien dignes d'attirer l'attention des *psychologues*.

Longtemps toutefois le fil conducteur a manqué pour parcourir avec fruit le vaste champ offert à l'observation par l'étude des jumeaux. Aujourd'hui nous savons qu'il importe d'envisager séparément deux espèces de jumeaux tout à fait distinctes tant au point de vue du mécanisme qui aboutit à la gemellité qu'au point de vue de l'étude des diverses questions rapidement énumérées ci-dessus.

La première espèce de jumeaux comprend les *jumeaux identiques*, se ressemblant tellement l'un à l'autre qu'il est parfois impossible et toujours très difficile de les distinguer. Ils sont ainsi identiques parce qu'ils sont issus d'un seul et même œuf ; à la naissance ils sont en effet enveloppés dans une même enveloppe extérieure commune, bien que, le plus souvent, les enveloppes intérieures ainsi que les poches des eaux soient distinctes ; comme ils dérivent d'un même œuf, ou les appelle *jumeaux uniovulaires*, ou *univitellins* (*vitellus*, jaune d'œuf). Ils sont toujours du même sexe. Leur ressemblance est si parfaite qu'on peut les considérer comme un seul individu tiré à deux exemplaires.

La seconde espèce de jumeaux, ce sont les *jumeaux dissemblables*; certes, ils peuvent avoir entre eux quelque ressemblance ; mais ils ne sont pas identiques ; ils ne se ressemblent pas plus que deux frères quelconques, ou deux sœurs quelconques, ou encore un frère à sa sœur, car ils peuvent être de sexes différents, ce qui se réalise dans la moitié presque exactement des cas. De tels jumeaux sont à la naissance enveloppés dans deux sacs membraneux différents ; ils sont donc issus de deux œufs différents, mais qui se sont développés côte à côte dans la matrice maternelle, à peu près indépendamment l'un de l'autre. Ce sont deux frères ou sœurs qui ne diffèrent des frères et sœurs ordinaires que parce qu'ils ont été conçus à des époques très voisines et parce que, neuf mois durant, ils ont subi, avant de naître, les mêmes conditions de milieu. On les appelle *jumeaux biovulaires*, ou *bivitellins*.

Les différentes questions qui se posent à propos des jumeaux doivent, nous le verrons, recevoir le plus souvent des réponses différentes si on considère les jumeaux identiques ou si on considère les jumeaux dissemblables. Il en est ainsi du rôle de l'hérédité dans la production des jumeaux, tant hérédité paternelle qu'hérédité maternelle : du rôle des maladies et en particulier de la syphilis. dans la production des jumeaux ; de la question de savoir si les jumeaux sont toujours issus d'un même père et d'un seul rapport sexuel, ou s'ils peuvent naître de deux coïts espacés, et quel en est l'intervalle de temps maximum ; quel jumeau doit être considéré comme l'aîné, question autrefois très importante quand existait le droit d'aînesse ; nous verrons aussi combien est curieux le cas des jumeaux dits transfuseur et transfusé quand le sang passe de l'un à l'autre par les communications vasculaires entre les enveloppes fœtales, et comment cet échange de sangs a des conséquences, tantôt au point de vue du développement général de l'un et l'autre fœtus, tantôt au point de vue du développement sexuel quand les fœtus sont de sexe différent; le premier cas se voit avec les jumeaux univitellins; le second n'est naturellement possible que chez les jumeaux bivitellins seuls bisexués. Enfin restera à étudier le comportement comparé des deux jumeaux, spécialement des jumeaux identiques, au point de vue de leur croissance, de leur développement physique et moral, de leurs réactions aux maladies. Avant de parcourir tout ce cycle, un préambule anatomique, physiologique et embryologique est nécessaire et constituera notre premier chapitre.

Les jumeaux

CHAPITRE PREMIER

NOTIONS ANATOMIQUES, PHYSIOLOGIQUES ET EMBRYOLOGIQUES.

L'ovaire et les ovules. Ponte ovulaire. Double ponte donnant lieu aux jumeaux biovulaires ou bivitellins, nés chacun d'un ovule. Autre variété de gémellité : jumeaux nés de la division d'un seul ovule, jumeaux uniovulaires ou univitellins. Identité absolue entre jumeaux univitellins ; simple ressemblance fraternelle entre jumeaux bivitellins. Patrimoines héréditaires identiquement constitués dans le premier cas. Patrimoines héréditaires résultant d'une distribution autre chez l'un et l'autre jumeau dans le second cas. Constitution des membranes de l'œuf à terme différente dans les deux genres de gémellité et permettant de les distinguer. Deux « corps jaunes ovariens » dans la gémellité biovulaire, soit un sur chaque ovaire, soit même deux sur le même ovaire ; un seul corps jaune dans la gémellité uniovulaire. Fragmentation ovulaire ou fragmentation embryonnaire.

Pour bien comprendre comment deux œufs peuvent se développer simultanément dans l'utérus maternel pour donner naissance à deux jumeaux, il est nécessaire de posséder quelques notions primordiales sur l'œuf humain, son origine, sa constitution, son développement.

L'œuf humain, comme tous les œufs, est formé par la coalescence d'un élément mâle, ou spermatozoïde, et d'un élément femelle, ou ovule. Les spermatozoïdes se forment dans les testicules de l'homme, les ovules dans les ovaires de la femme.

Parlons d'abord des ovules.

Chaque ovaire de petite fille contient un grand nombre de ce qu'on appelle les follicules ovariques ; chaque follicule se compose au centre d'une grosse cellule, l'ovocyte, destinée à devenir l'ovule et à la périphérie d'une couche de petites cellules polyédriques (cellules folliculaires) serrées les unes contre les autres. Quand la fillette devient pubère, quelques-uns de ces follicules s'accroissent dans chaque ovaire. Chaque mois l'un d'eux prend la prééminence sur les autres. L'ovocyte central grossit de plus en plus jusqu'à atteindre deux dixièmes de millimètre de diamètre, dimensions énormes pour une cellule animale ; les cellules folliculaires se multiplient de plus en plus ; elles sécrètent un liquide qui distend le follicule et disjoint les cellules folliculaires. Bientôt le follicule est transformé en une vésicule pleine de liquide, de la grosseur d'un pois.

On appelle cette vésicule *ovisac*. Chaque

mois, en relation avec l'époque des règles, le follicule ainsi gonflé, devenu hydropique, se rompt. L'ovule en est expulsé et est recueilli par le pavillon de la trompe ; il va ensuite cheminer dans la lumière de la trompe jusqu'au moment où il tombera dans la cavité utérine. Si, dans la trompe, il ne rencontre pas un spermatozoïde qui se fusionnera avec lui, il s'altère, il est expulsé avec les sécrétions utérines et ne remplit pas ses hautes destinées. Si au contraire, il est abordé par un spermatozoïde, le développement de l'ovule en embryon, en fœtus, en enfant, en homme, va s'effectuer.

En général, un seul ovule tombe chaque mois dans la cavité utérine ; s'il est fécondé, s'il se fixe dans l'utérus et se développe en embryon, sa présence suffit en général pour entraver l'activité de l'ovaire et la maturation de nouveaux ovisacs. Pendant la grossesse l'ovulation est suspendue ; la suspension des règles n'est que la traduction extérieure de ce fait.

Toutefois il arrive parfois chez certaines femmes que deux ovules se développent en même temps ou à peu d'intervalle soit sur le même ovaire, soit chacun sur un ovaire différent. S'ils se détachent tous deux à peu près en même temps, et, s'ils sont tous deux fécondés, ils vont se développer côte à côte dans l'utérus. Il en résultera une grossesse double, ou grossesse gémellaire. De tels jumeaux proviennent de deux œufs différents et appartiennent par conséquent à notre première espèce de jumeaux, les *jumeaux biovulaires* ou *bivitellins*.

Les jumeaux de la deuxième espèce, *jumeaux uniovulaires* ou univitellins se produisent d'une façon toute différente. Un seul ovule fécondé arrive dans la matrice. C'est par une anomalie survenant dans les premiers stades du développement que deux embryons vont naître de cet ovule unique et se développer indépendamment l'un de l'autre, mais dans une même enveloppe extérieure.

Formés aux dépens d'un même ovule fécondé par le même spermatozoïde [1], les jumeaux univitellins ont un patrimoine héréditaire identique. Il n'en est pas de même des jumeaux bivitellins. Même quand ils sont d'un même père et engendrés par un seul coït (et nous verrons que ce n'est pas toujours le cas) ils naissent de deux ovules et de deux spermatozoïdes différents. Or, le patrimoine héréditaire provient bien toujours chez tout sujet pour moitié du spermatozoïde, et par suite du père, pour moitié de l'ovule et par suite de la mère. Mais selon les spermatozoïdes

---

1. Réserve doit être faite pour la possibilité de fécondation d'un seul ovule par deux spermatozoïdes. Nous étudierons plus loin (chap. XII) cette possibilité et nous verrons qu'elle n'a rien à faire avec le cas des jumeaux identiques.

et les ovules, ce ne sont pas les mêmes moitiés qui sont en cause. Toutes les observations et expériences sur l'hérédité en témoignent. Aussi deux frères, ou sœurs, et aussi deux jumeaux bivitellins se ressemblent certes par beaucoup de traits, par le fait même qu'ils ressemblent à leur père et à leur mère, mais ce ne sont pas par les mêmes ressemblances qu'ils ressemblent à ceux-ci. Ils ne sont donc pas identiques entre eux.

Au contraire, les jumeaux univitellins, nés d'un même ovule et d'un même spermatozoïde, représentant chacun la même demi-cellule paternelle ou maternelle et réunis pour former une même cellule-œuf, tiennent du père les mêmes particularités, et de la mère d'autre part les mêmes particularités. Les éléments qu'ils tiennent du père, ceux qu'ils tiennent de la mère sont les mêmes. Ils sont donc identiques [1].

La différence entre jumeaux univitellins et jumeaux bivitellins est donc telle qu'il est très important, lors d'un accouchement gémellaire, de pouvoir de suite vérifier de quelle espèce de jumeaux il s'agit. On le peut en étudiant la disposition des membranes qui entourent les enfants dans la matrice et qui sont expulsées peu après eux

---

1. Nous avons développé davantage l'exposé de ce subs tratum anatomique de l'hérédité dans notre livre sur l'*Hérédité morbide*, Flammarion, éditeur.

en formant ce qu'on appelle le *délivre*. Disons d'abord comment l'œuf et le délivre sont constitués en cas de naissance unique. Le délivre est une sorte de sac membraneux, clos de toutes parts pendant la grossesse, perforé après l'accouchement au point où l'enfant l'a traversé pour venir au monde. Dans la matrice, ce sac tapisse de toutes parts la face interne de la cavité utérine. Il est rempli d'eau dans laquelle flotte l'enfant. Celui-ci n'est rattaché à la paroi que par une longue tige molle et souple, contenant deux vaisseaux artériels et une très grose veine. On appelle cette tige *le cordon*; le cordon s'insère d'une part au milieu de l'abdomen de l'enfant, au point qui restera plus tard marqué par une dépression circulaire dite *ombilic* ou *nombril*, d'où le nom de *cordon ombilical*; d'autre part le cordon va s'insérer sur les membranes; à son insertion il s'épanouit en s'étalant; les artères et veine se divisent et se subdivisent à la surface des membranes, elles-mêmes très épaissies à ce niveau. Cet épaississement se poursuit sur une zone circulaire de 16 à 18 centimètres de diamètre. Il en résulte, une sorte de gâteau épais, qui porte le nom de *placenta*. Le placenta adhère par sa face libre à la paroi utérine.

Les deux artères et la très grosse veine du cordon ombilical se ramifient dans le placenta;

leurs dernières ramifications sont en rapport, dans la paroi utérine maternelle, avec des lacs sanguins dans lesquels elles se capillarisent. A ce niveau, des échanges se font entre le sang maternel d'une part, le sang fœtal d'autre part amené au placenta par les artères ombilicales, et ramené au fœtus par la veine ombilicale. Ce sont ces échanges qui permettent au fœtus de se nourrir et de se développer dans l'utérus en puisant dans le sang maternel les substances nécessaires à ce développement.

Le sac embryonnaire est constitué par trois membranes accolées l'une à l'autre, mais pourtant facilement séparables par clivage. C'est d'abord une membrane interne, blanchâtre, très mince, mais résistante, appelée *amnios*, qui tapisse de toutes parts la cavité de l'œuf et enferme le liquide, dit *liquide amniotique* (*eaux* des sages-femmes) dans lequel flotte le fœtus.

La seconde membrane est le *chorion*; membrane conjonctive d'origine fœtale.

La plus externe est la *caduque*; elle est d'origine maternelle ; c'est la muqueuse de revêtement interne de la cavité utérine, qui s'épaissit au cours de la grossesse et qui desquame avec l'œuf au moment de l'expulsion du délivre.

Telle est la disposition des membranes et du placenta en cas de grossesse simple.

En cas de grossesse gémellaire la disposition

varie selon les cas. Dans le cas de la grossesse univitelline, les deux cordons s'insèrent sur un même placenta; il y a une seule caduque et un seul chorion (fig. 1 et 2); en général il y a deux

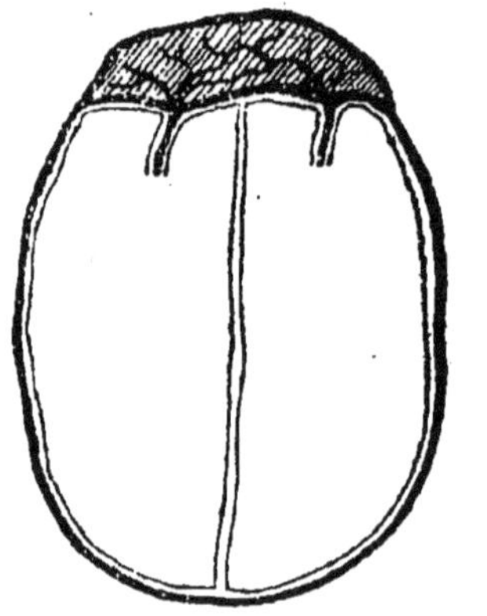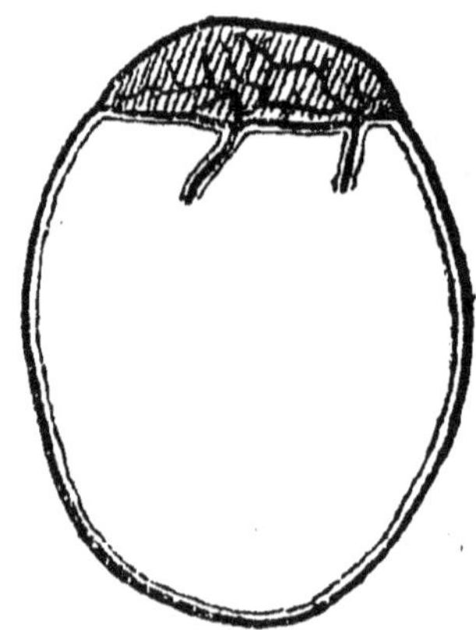

Fig. 1 et 2. — Disposition de l'œuf et de ses membranes dans la gémellité univitelline humaine.

Fig. 1. — Disposition habituelle : un seul placenta dans lequel les vaisseaux des deux jumeaux communiquent largement; deux poches des eaux distinctes, mais une seule enveloppe chorionique.

Fig. 2. — Disposition exceptionnelle : même conformation du placenta ; une seule poche des eaux (grossesse mono-amniotique) et une seule enveloppe chorionique.

amnios distincts (fig. 1), donc deux poches des eaux distinctes; très exceptionnellement il n'existe qu'un seul amnios et une seule poche des eaux (fig. 2).

La disposition est tout autre dans les cas de grossesse bivitelline, les deux œufs ont chacun un amnios distinct, un chorion distinct; seule la caduque est plus ou moins unique pour les deux œufs ; tantôt il y a deux placentas distincts (fig. 3) tantôt ils sont plus ou moins fusionnés (fig. 4) au moins apparemment. Pour bien nous expliquer une telle disposition il est nécessaire

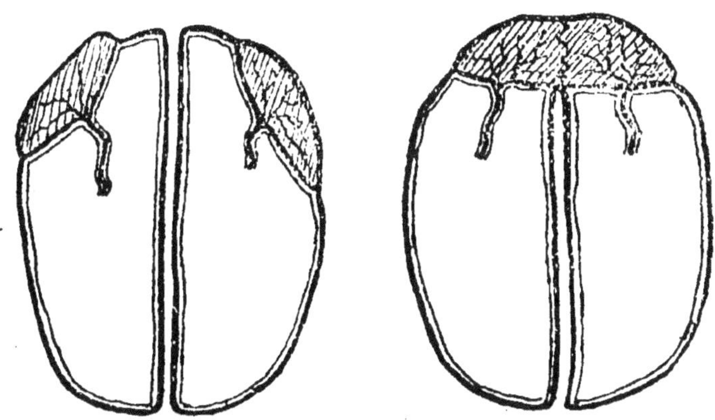

Fıɢ. 3 et 4. — Disposition de l'œuf et de ses membranes dans la gémellité bivitelline humaine.

Fig. 3. — Deux poches des eaux, deux enveloppes chorioniques, deux placentas, distincts.

Fig. 4. — Deux poches des eaux, deux enveloppes chorioniques, un seul placenta, mais formé de deux moitiés simplement accolées et dont les circulations restent distinctes.

que nous revenions sur le mode de formation de la caduque et du placenta.

La caduque se forme du fait de la *nidation* de l'œuf dans la muqueuse utérine, c'est-à-dire que l'œuf, arrivant dans la matrice, pénètre dans l'intérieur de la muqueuse, laquelle s'épaissit autour de lui au fur et à mesure que lui-même augmente ; l'œuf se trouve ainsi entouré d'un revêtement formé par la caduque du point où il s'est greffé ; on appelle ce revêtement *caduque réfléchie ;* la muqueuse tapissant le reste de la cavité utérine s'épaissit aussi, on l'appelle *caduque vraie.* La cavité utérine interceptée entre la caduque réfléchie et la caduque vraie se réduit de plus en plus à mesure que l'œuf grossit ; elle devient virtuelle ; puis disparaît par accolement des deux caduques et adhérence de l'une à l'autre ; ultérieurement seule la caduque vraie s'épaissit proportionnellement au développement de l'œuf et sur l'œuf à terme la caduque réfléchie n'est plus reconnaissable.

Ceci connu, voyons ce qui se passe quand deux œufs se «- nident » séparément sur la muqueuse utérine. La caduque réfléchie de chaque embryon vient en contact avec la caduque réfléchie de l'autre fœtus. La surface de contact est plus ou moins large selon la situation rapprochée ou éloignée des points de nidation des deux fœtus. Mais toujours les deux sacs amniotiques restent distincts et chaque amnios est doublé de son chorion. La caduque réfléchie interposée reste très mince et se clive facilement en sorte que les deux sacs membraneux peuvent être facilement séparés.

Il en est toujours ainsi dans la région non placentaire ; mais dans la région placentaire cela n'est vrai que si les deux placentas sont distants l'un de l'autre, ce qui arrive quand les points de nidation se sont trouvés éloignés l'un de l'autre. Alors les deux œufs sont complètement indépendants. Cela est si vrai que parfois l'un deux est expulsé indépendamment de l'autre ; au cours de la grossesse, il arrive qu'un œuf est rejeté et que l'autre continue son cours. A terme, plusieurs jours peuvent parfois séparer la naissance des deux enfants. Nous reviendrons du reste sur ces faits.

Quand au contraire, les points de nidation se sont trouvés rapprochés, les placentas viennent par leurs bords en contact l'un avec l'autre. Ils peuvent fusionner plus ou moins. Toutefois, quand les placentas sont discoïdes, comme dans l'espèce humaine, la fusion est en général plus apparente que réelle et les injections colorées pratiquées dans les vaisseaux placentaires montrent que le sang, en général, ne passe pas de l'un à l'autre. Il n'en est plus de même dans les espèces à placenta moins bien limité ; en particulier, chez les bêtes de nos troupeaux, bovins et ovins, les vaisseaux des deux placentas communiquent souvent plus ou moins largement et nous verrons les effets curieux, mais exceptionnels dans l'espèce humaine, que provoque, quand les jumeaux sont de sexe différent, l'échange de sang qui se fait entre eux.

En résumé : 1° sacs embryonnaires distincts non seulement dans leurs amnios, mais dans leurs chorions ; 2° placentas, ou bien complètement distincts, ou, s'ils sont accolés, néanmoins sans grosses communications vasculaires, voilà ce qui caractérise les jumeaux bivitellins[1].

Lorsqu'on a occasion d'examiner des ovaires au cours d'une grossesse, soit à propos d'une opération nécssitant l'ouverture du ventre, soit *post mortem*, on constate sur l'ovaire ce qu'on appelle un « corps jaune ». On appelle ainsi une petite masse bien limitée, festonnée sur ses bords, et de couleur jaune chamois, qui se développe à la surface de l'ovaire sur la cicatrice qu'a laissé la ponte ovulaire. Après chaque

---

1. D'après les auteurs, c'est Levret dans son *Traité des accouchements* (1761) qui aurait le premier remarqué que certains jumeaux, ceux nous appelons univitellins, sont enfermés dans un même sac chorionique, tandis que les autres, nos bivitellins, ont deux sacs chorioniques distincts.

Toutefois dans les OEuvres d'Ambroise Paré, déjà est faite la distinction entre les deux espèces de jumeaux. Au chapitre « De la superfœtation, c'est-à-dire conception réitérée, ou surengendrée », on lit : « Quand la femme a eu deux ou trois ou plusieurs enfans, et chacun d'iceux sont distincts et séparés, ayans chacun leur arrière-faix, il y a superfœtation ; mais s'ils sont trouvés enveloppés en un seul, seront engendrés par une grande quantité de semence, et non par superfœtation... Ceux qui sont conceus par superfœtation sont enveloppés chacun de leur arrière-faix, tellement qu'il y a autant d'arrière-faix que d'enfans, au contraire des enfans gémeaux, d'autant qu'ils sont conceus d'une mesme semence, d'un mesme coït, et en mesme instant, aussi sont-ils couverts et enveloppés d'un mesme arrière-faix. »

ponte, le corps jaune commence à se former dans la cicatrice, mais si l'ovule n'est pas fécondé, si la ponte ovulaire n'est pas suivie de grossesse, le corps jaune ne tarde pas à s'atrophier et se réduit à une cicatrice punctiforme jaunâtre (*corps jaune de menstruation*). Si, au contraire, la ponte ovulaire est suivie de grossesse, le corps jaune grossit rapidement, occupe le dixième ou le huitième du volume de l'ovaire, fait saillie à la surface et persiste jusqu'au delà de l'accouchement (*corps jaune de grossesse*). Dans les grossesses univitellines, il y a un seul corps jaune de grossesse. Dans les grossesses bivitellines il y en a deux ; en général il y en a un sur chaque ovaire.

On peut toutefois se demander si parfois les deux œufs ne proviennent pas du même ovaire.

Je puis apporter à cette question une contribution personnelle. Il s'agit d'une femme qui a eu 15 enfants en 23 ans et en 13 couches. La douzième grossesse fut trigémellaire, deux garçons et une fille. Puisque les deux sexes y étaient représentés, il s'agissait d'une grossesse au moins bivitelline et peut-être trivitelline. Or après sa cinquième couche cette femme avait subi pour métro-salpingo-ovarite l'ablation d'un ovaire faite par Lucas-Championnière. Elle n'avait donc plus qu'un seul ovaire quand elle eut les 10 grossesses ultérieures et en particulier la grossesse trigémellaire. J'ajoute qu'elle fut opérée d'hystérectomie vaginale par **M.** Thierry à la suite de sa quinzième grossesse, sans quoi la série aurait peut-être continué, car quand je la vis à 57 ans elle était très robuste encore et sans un cheveu blanc. Des trois enfants de sa triple couche, nés à six mois et demi, un avait succombé en naissant, l'autre garçon mourut à deux ans de broncho-pneumonie, la fille s'éleva bien quoique très délicate.

Aucun des enfants de cette femme n'eut de jumeaux, elle-même n'avait pas de jumeaux dans sa famille, mais son mari avait deux sœurs jumelles, en sorte que cette observation pourrait être rapportée également à l'appui de la participation de l'homme au pouvoir familial d'avoir des jumeaux à côté des cas que nous rapporterons plus loin.

Au contraire l'autre variété de jumeaux est formée par ceux qui naissent dans des enveloppes fœtales communes et qu'il est par conséquent naturel de considérer comme issus d'un seul et même œuf. Ces jumeaux sont toujours de même sexe, et c'est d'eux qu'il s'agit quand on parle des jumeaux si identiques l'un à l'autre qu'on les confond facilement même quand on vit dans leur intimité. On les appelle *jumeaux uniovulaires* ou *univitellins.*

Comment un seul œuf peut-il donner naissance à deux jumeaux? Dans l'espèce humaine, on n'a pu encore constater le mécanisme de la production des jumeaux univitellins. Mais les constatations faites chez les animaux ont permis de constater que plusieurs mécanismes différents sont susceptibles d'aboutir à ce résultat. Dans le premier un ovule fécondé se fragmente en deux, et chacune de ces deux parties développe un embryon parfait. Nous verrons (chapitre 12), qu'on a pu provoquer expérimentalement cette fragmentation chez certains animaux, en particulier chez les Batraciens.

Dans une seconde éventualité, un même ovule se divise comme normalement en nombreuses cellules, passe par les phases blastula et gastrula, forme à sa surface les trois feuillets blastodermiques (ectoderme, mésoderme, endoderme), mais au lieu qu'il se forme en un point de ce blastoderme un épaississement qui est le premier rudiment du corps embryonnaire, il s'en forme deux (ou même plusieurs) sur chacun desquels apparaît une invagination linéaire, la ligne primitive, qui est le premier rudiment de l'axe neuro-vertébral de chaque embryon. Ainsi plusieurs embryons apparaissent sur un même blastoderme.

Quand nous étudierons la biologie comparée de la gémellité, nous verrons que la réalisation de cette éventualité a été constatée chez la poule assez fréquemment, et, chose plus intéressante et plus particulière, qu'elle est le mode normal de reproduction de certains Mammifères, les Tatous et quelques genres voisins. Chez les Tatous, chaque portée se compose de jumeaux univitellins dont le nombre varie de 4 à 12 selon l'espèce de Tatous envisagée, et tous provenant d'embryons multiples développés sur un blastoderme unique.

Enfin, troisième éventualité, on a observé chez la poule des jaunes portant deux disques blastodermiques ; on a vu chez la brebis un ovule porter deux aires embryonnaires. Mais il s'agit là de faits exceptionnels. La probabilité est que la formation des jumeaux univitellins dans l'espèce humaine relève du mécanisme observé chez les Tatous.

Nous reviendrons sur ces considérations avec plus de détails quand nous traiterons de l'origine des jumeaux éclairée par la Biologie comparée et l'expérimentation (Ch. 11 et 12). Pour le moment qu'il nous suffise d'établir qu'en pratique il importe seulement de distinguer deux variétés tout à fait différentes l'une de l'autre des jumeaux.

1° *Les jumeaux bivitellins*, issus de deux œufs différents, dissemblables et pouvant être de sexes différents ;

2° *Les jumeaux univitellius*, provenant originairement d'un même œuf, ayant par conséquent un patrimoine héréditaire identique, et restant identiques tant que les circonstances de la vie ne les a pas fait un peu diverger (divergence toujours minime); ces jumeaux sont toujours de même sexe.

CHAPITRE II

LA GROSSESSE
ET L'ACCOUCHEMENT GÉMELLAIRES

Signes de la grossesse gémellaire : jumeaux placés l'un
à côté de l'autre, l'un devant l'autre, l'un au-dessus de
l'autre. Palpation. Auscultation.
Évolution et durée de la grossesse gémellaire.
Accouchement gémellaire.

La grossesse gémellaire ne présente au début
rien qui la distingue des grossesses simples.
Peut-être les nausées, les vomissements, les
phénomènes réflexes divers, qui marquent si
souvent les premiers mois de la grossesse sont-
ils plus fréquents et plus intenses dans la grossesse gémellaire. Mais il y a à ce point de vue
de telles différences d'une femme à l'autre, et
parfois même chez la même femme dans les
grossesses successives, qu'il est impossible de
tirer de l'exagération de ces phénomènes même
une simple présomption.

C'est à coup sûr la distension plus rapidement
considérable de la matrice qui entraîne l'exagé-

ration des phénomènes réflexes. C'est également le volume précocement exagéré du ventre qui constitue souvent le premier signe attirant l'attention. Dans les grossesses simples, le fond de l'utérus commence seulement au deuxième mois à pouvoir être senti au-dessus du pubis par la main qui déprime le ventre. Il dépasse ce bord de 4 centimètres à la fin du deuxième mois, de 8 à la fin du troisième, de 12 à la fin du quatrième et continue à augmenter d'environ 4 centimètres par mois. Dans la grossesse gémellaire, cette augmentation atteint 5 à 6 centimètres par mois. Ainsi le fond de l'utérus arrive à dépasser le pubis de 40 centimètres au huitième mois au lieu de 28 à 30. On sait que dans le dernier mois cette distance ne s'accroît plus du fait de la descente du segment inférieur de l'utérus vers le petit bassin. A terme la circonférence abdominale qui est de 90 à 95 centimètres atteint dans la grossesse gémellaire 110 à 120.

La disproportion entre l'âge de la grossesse et le volume du ventre n'est qu'un signe de probabilité. Il peut tenir aussi, soit à un *excès de volume du fœtus*, soit à une surabondance du liquide amniotique (cette surabondance constitue l'état appelé *hydramnios*), soit à la dégénérescence hydropique de l'œuf qui a reçu le nom de môle hydatiforme. Dans ce dernier cas, l'utérus reste mou et souvent des hémorragies surviennent dès le deuxième ou troisième mois. Dans les autres états l'utérus est au contraire dur et tendu et ce n'est guère que vers le cinquième mois que les signes fournis par la palpation et l'auscultation pourront faire la plupart du temps soupçonner, puis bientôt affirmer la présence de deux fœtus [1].

Dans la grossesse simple, la main qui palpe l'utérus arrive à reconnaître le plus souvent un plan résistant qui est le dos, une masse plus petite qui est la tête et qui a ce caractère de revenir sur la main qui la chasse comme un

1. Les médecins auraient beaucoup trop à faire s'ils voulaient signaler et relever les erreurs médicales commises dans les livres non médicaux, et encore plus dans les livres de soi-disant vulgarisation médicale. Si je le fais dans cette note, c'est parce qu'il s'agit d'une erreur grossière et parce qu'elle s'étale dans un ouvrage auquel on est habitué à recourir quand on a besoin d'un renseignement précis et qui mérite en général une grande confiance. Dans le *Grand Dictionnaire Larousse* on lit ceci à l'article JUMEAUX :

« Quelques semaines, quelques jours avant l'accouchement, au moment même de cet acte, nul praticien ne peut deviner au moindre signe extérieur si l'enfantement sera double ou simple. Un nouveau-né vient au monde et c'est seulement alors qu'on reconnaît à la grosseur et à la dureté persistantes du ventre de la mère, que cette œuvre n'est que commencée. »

Autant de phrases autant d'erreurs ; certes il peut arriver, même à d'excellents médecins, d'avoir été surpris au moment d'un accouchement par l'arrivée inopinée de deux enfants au lieu d'un. Mais c'est tout à fait exceptionnel si la femme a été suivie et examinée à loisir dans les derniers temps de la grossesse et si la recherche d'une grossesse gémellaire éventuelle n'a pas été négligée. Ce n'est que dans des cas très rares que des dispositions trompeuses peuvent donner le change à un accoucheur expérimenté.

glaçon flottant dans l'eau, c'est ce qu'on appelle le ballottement céphalique ; puis à l'opposé du dos de petites saillies qu'on appelle *petites parties fœtales*, et qui peuvent être des poings, des coudes, des genoux, des pieds. Selon la position du fœtus tête, dos, petites parties sont l'un plus que l'autre facilement accessibles ou reconnaissables.

Dans la grossesse gémellaire on sent plusieurs grosses parties fœtales (deux têtes et deux dos, ou seulement deux têtes et un dos, deux dos et une tête selon qu'un fœtus masque plus ou moins l'autre). Ou bien les petites parties fœtales, généralement groupées dans la grossesse simple, peuvent se sentir de tous côtés ou encore former deux groupes distincts.

Ces résultats divers tiennent aux diverses positions possibles des deux fœtus dans l'utérus.

Les deux fœtus peuvent être placés l'un à côté de l'autre comme dans la fig. 5 ; c'est la disposition la plus fréquente. On conçoit qu'alors il soit possible de reconnaître deux têtes et deux dos. Tantôt les deux fœtus sont tête-bêche comme dans la figure ; plus rarement les deux têtes sont toutes deux soit en bas, soit en haut.

Dans une autre variété les fœtus sont placés l'un au-dessus de l'autre (fig. 6) ; dans ce cas, le fœtus supérieur est le plus souvent transversal,

mais peut présenter en avant soit son dos, soit
son flanc, soit son plan antérieur, c'est-à-dire
ses petites parties ; le fœtus inférieur est généralement vertical, soit tête en bas, soit tête en
haut. Dans cette variété le fœtus supérieur est

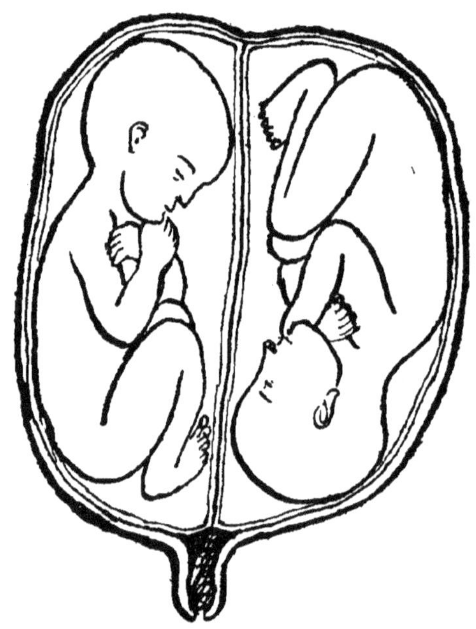

Fig. 5. — Deux jumeaux placés à côté l'un de l'autre dans la matrice maternelle
(mère vue de face).

en général bien reconnaissable et délimitable ;
le fait qu'on sent au-dessous de lui dans le bas-
ventre ou dans le petit bassin de nouvelles parties
fœtales permet d'affirmer la gémellité.

Enfin les enfants peuvent être placés l'un
derrière l'autre (fig. 7). Dans ce cas, le jumeau

antérieur masque, mais toujours incomplètement le fœtus postérieur ; l'un des deux pénètre dans l'excavation pelvienne par une de ses grosses extrémités, généralement par la tête, et on peut la sentir par l'examen digital intérieur.

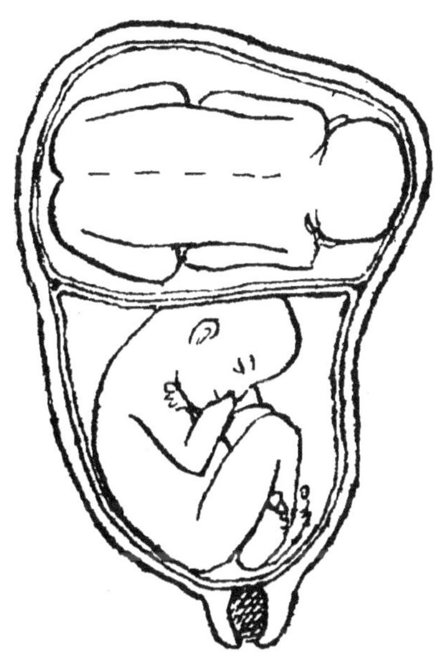

Fig. 6. — Deux jumeaux placés l'un au-dessus de l'autre dans la matrice maternelle (mère vue de face).

L'auscultation peut très souvent confirmer le diagnostic en faisant entendre deux sièges distincts de battements cardiaques fœtaux. Leur siège réciproque varie naturellement beaucoup selon la disposition des jumeaux. Quand ils sont placés l'un derrière l'autre, les battements du jumeau postérieur peuvent ne pas se transmettre à la paroi, en sorte que le diagnostic d'une telle grossesse gémellaire, le plus difficile à la

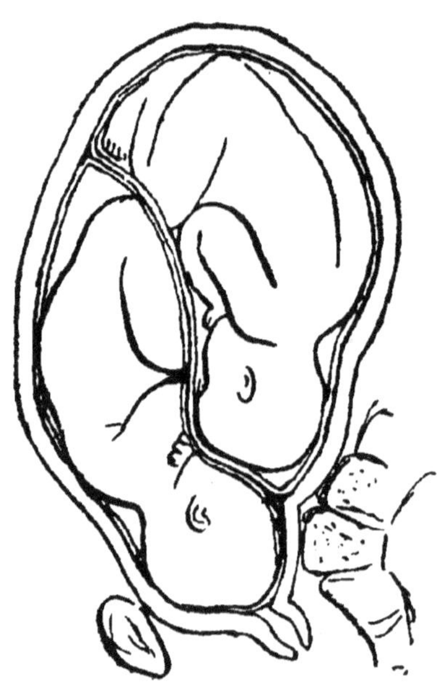

Fig. 7. — Deux jumeaux placés l'un derrière l'autre dans la matrice maternelle (mère vue de profil, coupe suivant un plan antéro-postérieur médian). En avant et en bas (à gauche du lecteur), coupe du pubis. En arrière et en bas (à droite du lecteur), coupe des dernières vertèbres lombaires et du sacrum.

palpation, n'est pas facilité, au contraire, par l'auscultation.

Arnoux a fait connaître un signe qui permet de diagnostiquer avec certitude par l'auscultation une grossesse gémellaire même quand les foyers d'auscultation des deux cœurs fœtaux se confondent. Ce signe toutefois n'apparaît que lorsque les deux cœurs fœtaux ne battent pas complètement au même rythme, ce qui du reste est la règle. En ce cas, les battements fœtaux s'entendent selon un rythme particulier constitué par l'alternance d'une révolution à deux temps dans les périodes où les contractions coïncident, et d'un rythme à quatre temps (bruit d'automobile à quatre cylindres) qui devient de plus en plus distinct au fur et à mesure que le cœur le plus rapide distance l'autre, et qui ensuite devient de moins en moins distinct jusqu'au moment où le décalage ayant atteint la durée d'un battement cardiaque, de nouveau les battements des deux cœurs coïncident pendant quelques secondes et le rythme à deux temps reparaît.

Un autre procédé d'auscultation des cœurs gémellaires consiste à employer un stéthoscope binauriculaire qu'on munira de deux pavillons au lieu d'un seul. Chacun des pavillons étant appliqué sur un foyer de battements, il sera facile de s'assurer si les battements coïncident ou non exactement. Dans ce dernier cas le diagnostic de grossesse gémellaire s'impose. Dans le second, il faut se méfier que les battements d'un seul et même cœur peuvent être transmis à deux points de la paroi abdominale et simuler une gémellité qui n'existe pas.

Signalons encore une cause d'erreur. Parfois un gros fibrome utérin coexistant avec une grossesse peut simuler une grossesse gémellaire.

Dans les cas douteux, la radiographie peut rendre de grands services, spécialement à une époque rapprochée du terme quand l'ossification des squelettes des fœtus est suffisamment avancée pour que les différentes parties osseuses apparaissent bien à la radiographie.

Fréquemment la grossesse gémellaire est mal supportée spécialement quand le terme approche : le volume extrême de l'utérus entraîne, par compression des vaisseaux des membres inférieurs, de l'enflure des pieds, des jambes, même des cuisses, parfois même de la région pubienne et vulvaire ce qui ne facilite pas l'accouchement.

Il est fréquent que la grossesse gémellaire n'aille pas à terme, surtout quand il s'agit d'une première grossesse. C'est huit jours, quinze jours, trois semaines, un mois avant le terme que les douleurs apparaissent. La surdistension de l'utérus provoque prématurément la contraction expulsive de l'organe. Voici quelques chiffres à ce propos.

Vayrettes a relevé 31 cas de grossesse gémellaire sur 782 observations d'accouchement prématuré recueillies à la Maternité de Lyon. Il pense que, une fois sur trois, la grossesse gémellaire ne va pas complètement à terme. Pinard et Monteiro donnent un chiffre encore plus élevé puisqu'ils ont trouvé l'accouchement prématuré gémellaire 84 fois sur 100 grossesses doubles quand la grossesse était la première, 75 fois sur 100 si la femme avait déjà été mère.

Pinard et Bachimont ont relevé, pour la moyenne de durée des grossesses gémellaires, le chiffre de 269 jours si la femme s'était reposée pendant les derniers mois, et de 247 jours si elle avait travaillé jusqu'au bout (au lieu de 280 jours moyenne normale).

Pinard enseigne aussi que cette durée est d'autant plus raccourcie que la femme est plus petite, ce qui est en relation avec ce fait que l'expulsion survient quand « le logement est trop étroit » et que la matrice cesse de pouvoir continuer à se distendre.

Voici le détail de la statistique de Pinard portant sur 150 grossesses gémellaires :

```
Accouchement à terme ou près du terme. .   42
     —        à 8 mois et demi. . . . . .   24
     —        à 8 mois. . . . . . . . . .   35
     —        à 7 mois et demi. . . . . .   10
     —        à 7 mois. . . . . . . . . .   14
     —        à 6 mois et demi. . . . . .    9
     —        à 6 mois . . . . . . . . .     7
     —        à 5 mois et demi. . . . . .    5
     —        à 4 mois et demi. . . . . .    1
     —        à 4 mois . . . . . . . . .     3
```

En distinguant les femmes accouchant pour la première fois (primipares) et les autres (multipares) Pinard et Monteiro donnent les chiffres suivants :

		Primipares	Multipares
Accouchement à terme.		7	30
—	entre 8 mois et 8 1/2.	6	29
—	entre 7 et 8 mois. .	27	53
—	entre 6 et 7 mois. .	3	8
		43	120

Chez les brebis la gémellité raccourcit beaucoup moins la durée de la gestation. La statistique des troupeaux mérinos a montré que les agneaux isolés sont portés 151 jours s'ils sont mâles et 150,6 s'ils sont femelles, tandis que le même chiffre pour les jumeaux est 149,9. Le moindre volume des têtes fœtales dans les espèces animales explique sans doute que les grossesses gémellaires y soient mieux supportées que chez la femme.

Heureusement, dans la très grande majorité du cas, l'accouchement gémellaire se termine heureusement pour la mère et même pour les enfants. Il ne faut toutefois pas se dissimuler qu'il entraîne souvent des incidents, et même des accidents, et que parfois il devient même nécessaire de sacrifier un des enfants pour sauver la mère.

En général les contractions utérines sont dès

le début moins efficaces pour dilater l'orifice utérin et faire avancer le travail expulsif. Une partie de la force de contraction se perd en comprimant inutilement le second œuf ; l'œuf le plus près situé de l'orifice utérin est partiellement repoussé à travers cet orifice et forme une saillie ou *poche des eaux*, comme dans l'accouchement normal. Plus souvent que dans celui-ci, on est obligé de rompre la poche, ce qu'il ne faut toutefois faire que quand la dilatation de l'orifice est complète.

Rarement les deux œufs s'engagent à la fois. Il se forme alors deux poches des eaux distinctes que peut sentir le doigt explorateur. Si la rupture de l'une d'elles n'est pas spontanément survenue alors que la dilatation est complète, quelle est la poche qu'il faut rompre. Fabre résume ainsi la conduite à tenir : « On rompra la poche du fœtus qu'on veut faire s'engager le dernier. Par exemple s'il s'agit d'une présentation du siège et d'une présentation de la tête, c'est la poche des eaux du fœtus en siège qu'il faudra rompre ; le fœtus en présentation de la tête sortira le premier ».

Quand les deux enfants s'engagent à la fois, on cherche dans l'intervalle des contractions à refouler le moins engagé des deux.

Voici par ordre de fréquence les combinaisons qui se rencontrent dans les grossesses gémellaires avec le nombre de cas sur un relevé de 464 accouchements gémellaires pratiqué par Ribemont d'après les chiffres de Depaul, Pinard et Tarnier.

Deux têtes	195
Tête, puis siège	118
Siège, puis tête	75
Deux sièges	48
Tête, puis épaule	16
Siège, puis épaule	6
Epaule, puis tête	2
Epaule, puis siège	2

Malgré les inconvénients que peut entraîner la grossesse gémellaire et qui peuvent rendre plus pénibles les dernières semaines de la grossesse, il ne faut pas croire qu'un accouchement gémellaire expose la vie d'une femme beaucoup plus qu'un accouchement simple. Deux petits enfants, s'ils se présentent l'un après l'autre (et c'est la très grande majorité des cas), sont expulsés plus facilement et moins péniblement qu'un gros enfant. Lepage insiste sur ce point. La femme, dit-il, a seulement besoin d'être surveillée de plus près, d'être examinée plus attentivement et d'être mise à un repos complet dès le sixième ou le septième mois. Chez les multipares et chez les femmes ayant une assez haute stature la grossesse gémellaire peut évoluer jusqu'à terme sans aucune complication.

D'après le même auteur, le pronostic pour les

enfants jumeaux n'est guère moins favorable que dans la grossesse simple à égalité de durée de grossesse. S'il y a une forte mortalité sur les jumeaux c'est que très souvent ils naissent avant terme. La naissance avant terme plus fréquente explique la plus forte mortalité des jumeaux de primipares. Sur 38 jumeaux issus de multipares accouchées dans le service de Lepage, 34 ont survécu ; sur 18 nés de primipares, 8 sont morts. Le second jumeau est plus atteint que le premier, ce qui tient à ce que plus souvent sa présentation est défectueuse et nécessite une intervention.

Le premier accouchement est plus long qu'un accouchement normal à cause de la déperdition des contractions due à la présence du second œuf ; si l'enfant souffre de cette durée du travail et si les contractions de son cœur, révélées par l'auscultation, s'affaiblissent, on pourra être amené à hâter l'expulsion par une intervention, fers ou autre ; mais en général l'expulsion du premier fœtus se produit spontanément, à la façon habituelle. Il faut alors sectionner le cordon entre deux ligatures. La ligature du bout placentaire est aussi nécessaire que celle du bout fœtal, car s'il y avait des communications vasculaires avec le second fœtus (ce qui n'existe guère que dans les grossesses monovitellines), le second fœtus perdrait son sang par le premier cordon.

Même dans les grossesses bivitellines, l'expulsion du délivre du premier fœtus ne se fait en général qu'en bloc avec celui du second. Toutefois, exceptionnellement, quand il y a deux placentas distincts, celui du premier jumeau se présente parfois avant le second jumeau ; sauf dans ce cas, les annexes ne doivent être extraits qu'après la sortie du second fœtus.

Après la première expulsion, il faut patiemment laisser se faire le travail de préparation de la seconde ; si toutefois l'enfant semble souffrir (affaiblissement ou battements, expulsion du contenu intestinal, etc.), on hâtera l'expulsion en crevant la seconde poche des eaux s'il y a lieu, ce qu'on fera en tout état de cause si plus d'une demi-heure s'est écoulée depuis la première naissance. Le second accouchement se produit souvent sans difficulté. La délivrance se fait ensuite comme habituellement, mais les hémorragies de la délivrance sont fréquentes, ainsi que la rétention partielle de membranes ou de portions du placenta. Il importe donc d'y veiller et de faire au besoin le nettoyage soigné de la cavité utérine.

Rarement les deux fœtus « s'accrochent ». Cela est surtout à craindre quand le premier étant né par le siège et le tronc étant sorti, la tête du second vient caler la tête du premier. Essayer de sauver alors les deux fœtus serait aléatoire tout en risquant de coûter la vie à la mère. Celle-ci est beaucoup plus précieuse que celle des fœtus. Il ne faut pas hésiter à sacrifier en tel cas le premier fœtus en le morcelant ; on sauvera ainsi, et la mère, et le plus souvent le second fœtus.

La double naissance et la délivrance étant effectuées, il ne faut pas manquer de vérifier l'état du délivre. Il faut rétablir autant que possible l'état du double œuf, voir s'il y a deux poches distinctes et si elles sont complètes, de façon à ne pas manquer de nettoyer l'utérus s'il manque quelque fragment de placenta ou de membrane. Ou bien les deux poches sont ouvertes côte à côte ; ou bien la seconde s'est ouverte dans la première. Mais souvent les déchirures rendent difficile la reconstitution des poches. Il est également intéressant de voir si la cloison est purement amniotique (grossesse uni-vitelline), ou si un double chorion y pénètre (grossesse bivitelline), comme nous l'avons vu chapitre Iᵉʳ, p. 16.

CHAPITRE III

DONNÉES STATISTIQUES
SUR LES DIVERS FACTEURS DE LA GEMELLITÉ

Fréquence selon les pays. Fréquence relative des jumeaux
univitellins et des jumeaux bivitellins : constatations
par l'examen des membranes; calculs basés sur la
sexualité.
Fréquence selon l'âge de la mère.
Fréquence selon le nombre d'accouchements antérieurs.
Toutes ces données diffèrent selon qu'on considère les
jumeaux univitellins ou bivitellins.

J'ai dit qu'on observait habituellement un accouchement gémellaire sur cent accouchements.
Voici quelques chiffres plus précis que j'em-
prunte à la *Statistique officielle internationale*,
publiée par M. March, directeur de la Statistique
de la France.

En France, sur 1.000 accouchements, le nombre
d'accouchements gémellaires a été de 10,1 dans
la période 1861-1869, de 9,9 dans la période
1872-1880, de 9,9 dans la période 1881-1890, de
10,6 dans la période 1891-1900, de 11 dans

la période 1901-1910. On voit que la proportion se maintient à peu près constante avec peut-être une légère tendance à la progression.

Dans tous les autres pays d'Europe sauf la Belgique, cette proportion est un peu plus élevée qu'en France. Voici en effet les chiffres pour la période 1901-1910 : Belgique 10,5 ; Pays-Bas 13,4 ; Luxembourg 13,3 ; Allemagne 12,9 (Prusse 13 ; Saxe 12,6 ; Bavière 12,8), Autriche 12,4 : Hongrie 12,5 ; Suisse 12,5 ; Danemark 14,2 : Norvège 13,6 : Suède 15 ; Finlande 14,1 : Russie 11,9 ; Bulgarie 14,3 : Serbie 12,5 : Italie 11,8. Pour les contrées hors d'Europe, nous ne possédons de renseignements que pour les pays suivants : Connecticut 10,9 : Massachusetts 11 ; Michigan 9,6 ; Nouvelles-Galles du Sud 10,4 ; Victoria 10,6 ; Queensland 9,5 ; Nouvelle-Zélande 10,3 ; Uruguay 10,4.

Par rapport aux périodes décennales précédentes, le chiffre est à peu près constant, toutefois il y a une tendance nette à la diminution dans les pays où le chiffre est le plus élevé (Finlande) et une tendance à l'augmentation dans les pays où le chiffre est le plus bas (Belgique, France, Amérique et Australie).

Les différences ainsi notées sont vraisemblablement dues à la race et l'atténuation de ces différences dont témoignent les chiffres de la dernière décade est vraisemblablement due au mélange des races du fait des émigrations et des immigrations.

En France les chiffres les plus bas concernent les départements du Sud-Ouest (Gironde 6,77 ; Haute-Garonne 7,03 ; Charente 7,16 ; Gers 7,59 ; Dordogne 7,45) ou du Plateau central (Corrèze 7,06 ; Ardèche 7,37 ; Lozère 7,48 ; Cantal 7,56 ; Puy-de-Dôme 7,95) ; les plus élevés concernent les départements de la Savoie (Haute-Savoie 12,90 ; Savoie 12,80), du Jura (Jura 11,37), des Vosges (Vosges 11,84 ; Moselle 12,44) et de la Bretagne (Vendée 12,34 ; Morbihan 11,43 ; Finistère 11,36) (Bertillon).

La carte ci-contre (fig. 8) dressée par Turquan montre d'un coup d'œil la répartition de la fréquence de la gémellité.

D'après les statistiques européennes anciennes Tchouriloff avait conclu que la taille et la gémellité décroissaient parallèlement ; cette loi semble se vérifier pour l'Europe puisque les pays scandinaves sont les plus riches à la fois en jumeaux et en hautes tailles et qu'il en est de même en France pour les pays montagneux de l'Est. Mais les États-Unis et la Nouvelle-Zélande dont les populations sont de haute taille n'ont qu'une gémellité très basse. Il semble donc que les remarques de Tchouriloff ne s'appliquent qu'à un groupe restreint de populations et trouvent leur explication dans des questions de race. Certaines races sont plus productrices de jumeaux, d'autres moins, sans qu'un rapport avec la taille de ces mêmes races se vérifie toujours.

Il aurait été très intéressant de savoir ce qui se

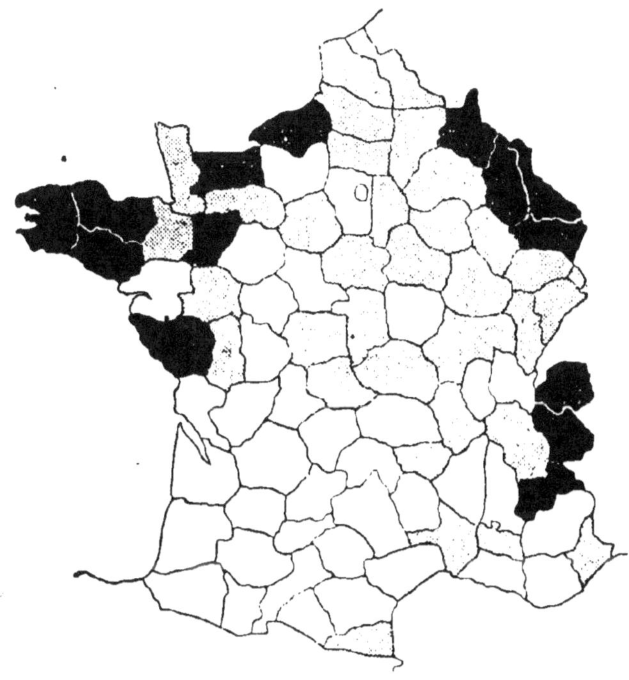

Fig. 8. — Répartition de la gémellité en France.
En noir, départements où les naissances gémellaires sont le plus fréquentes ; en gris, fréquence moyenne ; en blanc, fréquence faible.

passe dans les races plus éloignées de la nôtre, jaunes et noires. Nous manquons malheureusement de documents précis à ce sujet. Schwalbe dit, d'après le médecin japonais Iwaï, que les naissances gémellaires sont notablement plus rares au Japon qu'en Europe, mais d'autres auteurs, tels que Puech, qui a exercé au Japon, sont d'avis contraire. Un médecin colonial allemand exerçant au Togo, Rodenwaldt, écrit que, si mal tenues qu'étaient les statistiques des naissances dans cette colonie, elles démontraient que « les naissances gémellaires y étaient notablement plus fréquentes qn'en Europe, ce qui était à rapprocher de ce qu'on y observe tant chez les brebis chez lesquelles les portées doubles sont **aussi** bien plus fréquentes qu'en Europe, **que chez** les chèvres chez lesquelles les naissances triples sont très fréquentes et même les naissances quadruples et quintuples viables, ce qui ne se voit pas en Europe. Mais nous savons que les portées doubles sont aussi rares chez certaines races de brebis (Mérinos) que très fréquentes chez d'autres ; il y a là une question de **race** et non de climat. L'opinion de Rodenwaldt est du reste contredite par les statistiques, précises celles-là, de Jæger, qui, dans une circonscription du nord du Gabon comprenant 809 femmes adultes a constaté que ces femmes avaient eu 2.761 enfants, 1.386 garçons et 1.375 filles, parmi lesquels $27 \times 2 = 54$ jumeaux. Donc, sur 2.734 grossesses, **27** étaient gémellaires ce qui donne la proportion de 1 p. 100, normale en Europe.

Toutes ces statistiques brutes ne font aucunement la part de ce qui revient aux jumeaux univitellins et aux jumeaux bivitellins. D'après ce que nous avons dit de l'origine différente de ces deux espèces de jumeaux, il serait bien utile de pouvoir établir la statistique séparée des uns et des autres.

Cette statistique peut être levée de deux façons différentes, qui du reste aboutissent à des résultats concordants.

La première façon est celle qui repose sur l'examen des membranes. Quand les deux œufs sont contenus chacun dans une membrane extérieure particulière ou *chorion*, ils sont, nous le savons, bivitellins (fig. 3 et 4, page 19); et quand il n'y a qu'un seul chorion, avec deux (ou plus rarement un seul) amnios[1], ils sont univitellins (fig. 1 et 2, page 18).

M. Bar, sur 43 grossesses doubles, a noté 30 grossesses bivitellines et 13 univitellines, soit 30 p. 100 de ces dernières.

Ahlfeld, sur 3.000 accouchements, a observé 37 accouchements gémellaires ; mais 31 fois seulement les membranes purent être examinées avec fruit ; 25 fois il existait 2 chorions et 2 amnios ; 6 fois 1 chorion et 2 amnios, soit 24 p. 100 de grossesses univitellines.

L'autre procédé pour fixer la proportion des grossesses univitellines est indirect et repose

---

1. L'étude spéciale de la fréquence des gémellités mono-amniotiques sera faite au chapitre X.

sur une hypothèse. Cette hypothèse est, il est vrai, justifiée et admise par tous. C'est que, dans les grossesses univitellines, les jumeaux sont toujours de même sexe et que, dans les grossesses bivitellines, le hasard seul présidant au sexe de chacun des deux jumeaux, il y a autant de chance pour qu'ils soient du même sexe que de chances pour qu'ils soient de sexes opposés. Le nombre des naissances de jumeaux de sexes opposés et de sexe identique nous est fourni dans la plupart des pays civilisés par les déclarations de naissances. Il est facile d'en déduire le nombre de grossesses bivitellines : il est le double de celui des grossesses bisexuées : le chiffre des grossesses univitellines s'obtient par différence.

Par exemple, la statistique de la France pour la période 1901-1910, montre que sur 1.000 accouchements doubles, il est né 352 couples bisexués et 648 monosexués. Il y a donc eu $352 \times 2 = 704$ accouchements bivitellins sur 1.000, et par suite 296 accouchements univitellins. Le chiffre ainsi obtenu concorde remarquablement avec celui de 30 p. 100 obtenu par M. Bar par l'observation directe.

De même en Allemagne en 1901-1910, il y a eu 377 couples bisexués sur 1.000 accouchements doubles; il y avait donc 754 accouchements doubles bivitellins, et par suite 246 accouchements doubles univitellins. Ce chiffre concorde remarquablement avec celui d'Ahlfeld.

Nous pouvons donc admettre que la méthode statistique conduit à des résultats presque aussi valables que la méthode directe : elle a d'autre part l'avantage de porter sur des chiffres beaucoup plus étendus, et sur la presque généralité des populations civilisées. Grâce à elle nous pouvons comparer la fréquence relative des grossesses univitellines chez les différents peuples ayant fourni des documents et dresser le tableau suivant, relatif (sauf indication contraire) aux années 1901-1910 :

Bulgarie (1893-1900)	164.4
Roumanie (1893-1900)	174.6
Serbie	181.4
Michigan (U. S. A.) (1881-1888)	228.4
Prusse	239.2
Allemagne	246
Saxe	247
Suède	247.6
Belgique (1910)	255.8
Pays-Bas (1904-1910)	259.8
Italie	262
Autriche	262
Hongrie	265
Danemark	271.4
Norvège	277.8
Suisse (1891-1900)	292.8
Maine (U. S. A.) (1903-1910)	296.6
France	297.6
Luxembourg	299.8

D'après ce tableau, les pays balkaniques sont les moins riches proportionnellement en jumeaux univitellins, tandis que la France serait, avec le Luxembourg, au premier rang.

Aux États-Unis, le Michigan qui s'est peuplé d'émigrés germaniques, slaves et balkaniques, donne beaucoup moins de jumeaux univitellins que le Maine où vivent presque exclusivement des descendants des premiers colons anglais et des immigrés canadiens d'origine française. Les races continuent donc à agir malgré le mélange qui les brasse dans le vaste creuset des États-Unis.

Toutefois les chiffres précédents donnent seulement la proportion de grossesses gémellaires univitellines relativement au nombre total de grossesses gémellaires. Ce dernier nombre est lui-même variable relativement au nombre des accouchements. Les chiffres vraiment intéressants seraient ceux donnant la proportion de grossesses univitellines d'une part, bivitellines d'autre part, relativement au nombre des accouchements. Il est possible de les trouver en utilisant d'une part les chiffres du tableau précédent, d'autre part ceux donnés page 45. Ainsi, en France il y a (page 45) 110 accouchements gémellaires sur 10.000 accouchements ; 297,6 pour 1.000 des accouchements gémellaires sont univitellins. Il y a donc pour 10.000 accouchements $297,6 \times 110 : 1.000 = 33$ accouchements univitellins, et $(1.000 - 297,6) \times 110 : 1.000 = 77$ accouchements bivitellins.

En faisant les mêmes calculs pour les différents pays ayant fourni documents suffisants, on obtient le tableau suivant :

Sur 10.000 accouchements	Accouchements gémellaires univitellins	Accouchements gémellaires bivitellins	Total des accouchements gémellaires
Luxembourg	40	93	113
Danemark	39	103	142
Norvège	38	98	135
Suède..	37	113	150
Suisse	37	98	135
Pays-Bas	35	99	134
France.	33	77	110
Hongrie.	33	92	125
Autriche	32	92	124
Allemagne	32	97	129
Allemagne (Prusse) .	31	99	130
— (Saxe). .	31	95	126
Italie.	31	87	118
Belgique	27	78	105
Bulgarie	24	119	143
Serbie	22	100	122
Michigan	22	74	96

On peut ainsi se rendre compte qu'il n'y a aucun parallélisme entre le nombre de grossesses gémellaires univitellines et le nombre de grossesses gémellaires bivitellines, ce qui confirme que les causes des unes et des autres sont toute différentes.

Les jumeaux univitellins sont surtout fréquents dans les pays scandinaves et rares dans les pays balkaniques. Les jumeaux bivitellins sont fréquents dans les pays balkaniques et rares en France et en Belgique. On peut remarquer que les jumeaux bivitellins sont plus fréquents dans les pays à forte natalité. Il n'en est pas de même pour les jumeaux univitellins, qui semblent fréquents dans les races nordique et celtique et rares dans les races slave et méditerranéenne. En Allemagne, la race nordique est fortement métissée de slaves (elle le restera même après les récentes récupérations territoriales), ce qui explique que les chiffres des pays allemands s'écartent de ceux des pays scandinaves et se rapprochent de ceux des pays balkaniques.

Outre ces résultats généraux par pays, les travaux statistiques de M. March nous fournissent d'autres documents très précieux, qui permettent de se rendre compte de l'influence de divers facteurs sur la gémellité.

Des documents relatifs à l'âge des mères de jumeaux ont pu être obtenus pour cinq pays et sont résumés dans le tableau suivant.

Nombre d'accouchements gémellaires sur 10.000 accouchements
dans chaque groupe d'âge.

Pour 10.000 accouchements	Mères 19 ans et moins	de 20 à 24 ans	de 25 à 29 ans	de 30 à 34 ans	de 35 à 39 ans	de 40 à 44 ans	de 45 ans et plus	Tous âges réunis
France 1902-1906	80	72	99	128	152	124	100	107
— 1907-1919	56	76	107	144	181	147	69	114
Danemark 1896-1905	73	90	118	156	201	162	65	136
Finlande 1880-1906	63	88	122	160	296	172	96	143
Hongrie 1901-1905	51	77	119	190		166		128
Nouvelles-Galles du Sud 1898-1907	46	66	97	134	143	127	96	104

Ces statistiques montrent que, dans tous les pays observés, l'âge influe beaucoup sur l'aptitude des femmes à engendrer des jumeaux. C'est entre 35 et 39 ans que l'aptitude est la plus grande. Auparavant elle décroît avec l'âge ; ultérieurement aussi.

Mais, de même que pour les chiffres bruts, ces statistiques ont besoin d'être décomposées, et il est utile de classer à part ce qui concerne les naissances bivitellines et les naissances univitellines. Trois pays, France, Danemark et Hongrie, ont fourni des documents sur la fréquence des couples bisexués en rapport avec l'âge de la mère. Combinés avec les résultats groupés dans le tableau précédent, ces documents nous ont permis de dresser le tableau suivant :

Nombre d'accouchements gémellaires sur 10.000 accouchements dans chaque groupe d'âge.

<table>
<tr>
<td colspan="2">Pour 10.000
accouchements</td>
<td colspan="2">Mères de 19 ans
et moins</td>
<td>de 20 à
24 ans</td>
<td>de 25 à
29 ans</td>
<td>de 30 à
34 ans</td>
<td>de 35 à
39 ans</td>
<td>de 40 à
44 ans</td>
<td>de 45 ans
et plus</td>
<td>Tous
âges
réunis</td>
</tr>
<tr>
<td rowspan="3">France
1902-1906</td>
<td>total . . . .</td>
<td colspan="2">80</td>
<td>72</td>
<td>99</td>
<td>128</td>
<td>152</td>
<td>124</td>
<td>100</td>
<td>107</td>
</tr>
<tr>
<td>bivitellins .</td>
<td colspan="2">47</td>
<td>45</td>
<td>68</td>
<td>95</td>
<td>118</td>
<td>93</td>
<td>72</td>
<td>76</td>
</tr>
<tr>
<td>univitellins .</td>
<td colspan="2">33</td>
<td>27</td>
<td>31</td>
<td>33</td>
<td>34</td>
<td>31</td>
<td>28</td>
<td>31</td>
</tr>
<tr>
<td rowspan="3">France
1907-1910</td>
<td>total . . . .</td>
<td colspan="2">56</td>
<td>76</td>
<td>107</td>
<td>144</td>
<td>181</td>
<td>147</td>
<td>69</td>
<td>114</td>
</tr>
<tr>
<td>bivitellins .</td>
<td colspan="2">25</td>
<td>45</td>
<td>73</td>
<td>106</td>
<td>143</td>
<td>111</td>
<td>33</td>
<td>79</td>
</tr>
<tr>
<td>univitellins .</td>
<td colspan="2">31</td>
<td>31</td>
<td>34</td>
<td>38</td>
<td>38</td>
<td>36</td>
<td>36</td>
<td>35</td>
</tr>
<tr>
<td rowspan="3">Danemark
1896-1905</td>
<td>total . . . .</td>
<td colspan="2">73</td>
<td>90</td>
<td>118</td>
<td>156</td>
<td>201</td>
<td>162</td>
<td>65</td>
<td>136</td>
</tr>
<tr>
<td>bivitellins .</td>
<td colspan="2">31</td>
<td>54</td>
<td>83</td>
<td>115</td>
<td>157</td>
<td>117</td>
<td>33</td>
<td>97</td>
</tr>
<tr>
<td>univitellins .</td>
<td colspan="2">42</td>
<td>36</td>
<td>35</td>
<td>41</td>
<td>44</td>
<td>45</td>
<td>31</td>
<td>39</td>
</tr>
<tr>
<td></td>
<td></td>
<td>(1)</td>
<td>(2)</td>
<td></td>
<td></td>
<td></td>
<td></td>
<td></td>
<td></td>
<td></td>
</tr>
<tr>
<td rowspan="3">Hongrie
1901-1905</td>
<td>total . . . .</td>
<td>65</td>
<td>51</td>
<td>77</td>
<td>119</td>
<td colspan="2">190</td>
<td colspan="2">167</td>
<td>128</td>
</tr>
<tr>
<td>bivitellins .</td>
<td>36</td>
<td>24</td>
<td>46</td>
<td>86</td>
<td colspan="2">151</td>
<td colspan="2">130</td>
<td>94</td>
</tr>
<tr>
<td>univitellins .</td>
<td>29</td>
<td>27</td>
<td>31</td>
<td>33</td>
<td colspan="2">39</td>
<td colspan="2">37</td>
<td>34</td>
</tr>
</table>

(1) Mères de 17 ans et moins. — (2) Mères de 18 et 19 ans.

Une conclusion remarquable découle de ce tableau. C'est que l'âge influe à peine sur la fréquence des grossesses univitellines. Son action porte tout entière sur les grossesses bivitellines, lesquelles sont deux fois plus fréquentes en plein âge mûr de la femme, entre 30 et 39 ans, que dans la jeunesse, ainsi qu'aux approches de la ménopause.

Cette conclusion corrobore bien ce que nous savons des origines différentes de ces deux variétés de grossesses gémellaires. On comprend que chez les femmes disposées aux doubles ovulations, elles soient plus fréquentes dans l'âge de la pleine activité génito-ovarienne, tandis que la disposition de l'œuf à se fragmenter en deux embryons quel qu'en soit du reste le mécanisme, doit résider dans l'œuf lui-même et être par conséquent indépendante des diverses circonstances extérieures.

En étudiant encore quelques autres éléments susceptibles d'influer sur la gémellité, nous aurions voulu, comme nous venons de le faire, distinguer comment sont influencées différemment les grossesses univitellines et les grossesses bivitellines. Nous aurions retrouvé sans doute cette conclusion que ces dernières sont beaucoup plus accessibles aux influences diverses.

Malheureusement, les documents manquent pour permettre d'établir cette distinction. Nous ne pouvons qu'indiquer les constatations statistiques telles qu'elles sont.

Voici d'abord un tableau montrant la relation de la gémellité avec le nombre d'accouchements déjà effectués par la mère :

Nouvelles-Galles-du-Sud (période 1898-1907).

Nombre d'enfants nés avant l'accouchement gémellaire	Nombre d'accouchements au total	Nombre d'accouchements multiples	Combien d'accouchements multiples pour 10.000 accouchements
0.	83.547	634	76
1	65.866	553	84
2	51.284	561	109
3.	39.866	472	118
4.	30.341	362	119
5	23.702	333	140
6.	18.318	256	140
7	14.069	185	131
8	10.077	144	143
9	6.908	103	149
10	4.375	55	126
11	2.492	33	132
12.	1.304	19	146
13	647	7	108
14 et plus.	518	5	97
Ensemble .	353.314	3.722	105

On voit que la proportion d'accouchements multiples s'accroît avec le nombre d'accouchements antérieurs, jusqu'au cinquième. Il se maintient ensuite élevé, ne recommençant à décroître que quand la mère a déjà eu 13 enfants.

Ce résultat concorde avec celui obtenu pour l'âge, car il est évident que les femmes qui accouchent pour la première fois sont en grande majorité des jeunes femmes, tandis que celles qui ont déjà accouché de 5 à 13 fois sont des femmes mûres ; au delà, il y a des chances pour qu'il s'agisse surtout de femmes au déclin de leur vie génitale, et nous avons vu que la gémellité diminue pour les mères de plus de 45 ans.

Dans la Statistique internationale, des tableaux, que nous jugeons inutile de reproduire ici, donnent la proportion d'accouchements multiples selon les pays pour les accouchements légitimes et illégitimes. Nous copions seulement les conclusions qu'en tire M. March, auxquelles nous nous rallions pleinement :

« 1° Les accouchements multiples sont plus fréquents parmi les accouchements légitimes que pour les autres (la Norvège fait cependant exception).

« 2° La mortinatalité est bien plus élevée parmi les enfants issus d'accouchements multiples illégitimes que parmi ceux provenant d'accouchements multiples légitimes.

« Ces résultats ne surprendront point. On sait en effet que l'on compte une proportion plus considérable de premiers-nés parmi les naissances illégitimes que parmi les naissances légitimes. D'autre part, la proportion des accouchements multiples croît et la mortalité diminue quand le numéro d'ordre de la naissance augmente. »

D'autres tableaux, il résulte que la proportion des naissances masculines aux naissances féminines est la même pour les naissances gémellaires que pour les naissances totales, et cela quel que soit l'âge de la mère. Il y a toujours entre 103 à 107 garçons pour 100 filles.

Enfin, la statistique municipale parisienne a poussé encore plus loin les investigations. Elle a classé les jumeaux à la fois en fonction de l'âge du père, et en fonction de l'âge de la mère et elle a distingué d'autre part pour celles-ci la légitimité et l'illégitimité. Il ne semble pas, d'après les chiffres recueillis, que l'âge du père puisse avoir une influence quelconque sur la gémellité.

CHAPITRE IV

HÉRÉDITÉ DE LA GÉMELLITÉ

Divers genres d'hérédité. Réitérations de grossesses gémellaires. Disposition familiale aux grossesses gémellaires Transmission par le père aussi bien que par la mère. Influence du mari.

Il est de connaissance vulgaire que la tendance à la gémellité est héréditaire, et que dans certaines familles les naissances gémellaires sont fréquentes. Lorsqu'on interroge à ce point de vue les femmes venant de mettre au monde des jumeaux, on apprend le plus souvent que des naissances gémellaires ont déjà été notées dans la famille.

Un grand nombre de travaux et de thèses françaises et étrangères ont été consacrées à la question. Nous leur empruntons un certain nombre d'exemples.

Oliver a fait une enquête sur l'existence de jumeaux dans les familles de 24 femmes qu'il a assistées pour des naissances gémellaires. Chez une de ces familles seulement il n'a rencontré aucun autre cas de gémellité. Les autres ont donné les résultats suivants ; ont eu des jumeaux :

Cas nº 1. — La mère de l'accouchée (deux fois), un oncle maternel (deux fois), une fille d'une tante maternelle (une fois). Deux cousins du côté du père de l'accouchée ont eu aussi chacun deux jumeaux.

Cas nº 2. — Deux sœurs de l'accouchée ont eu chacune un accouchement gémellaire ; sa mère n'en a pas eu bien qu'ayant eu 13 grossesses.

Cas nº 3. — La mère de l'accouchée a eu deux jumeaux.

Cas nº 4. — Une sœur.

— nº 5. — La mère.

— nº 6. — L'accouchée elle-même a déjà eu des jumeaux ; son oncle paternel aussi.

Cas nº 7. — Une sœur ; en outre la femme d'un oncle paternel a eu une grossesse trigémellaire.

Cas nº 8. — Une tante maternelle.

— nº 9. — Une sœur ; la grand'mère paternelle (le père était jumeau).

Cas nº 10. — La mère du mari.

— nº 11. — Une sœur ; le frère du mari.

— nº 12. — Une tante maternelle du mari.

— nº 13. — L'accouchée a déjà eu un accouchement gémellaire ; sa mère ; sa grand'mère maternelle ; sa grand'mère paternelle.

Cas nº 14. — La mère ; une tante maternelle ; une grand'tante maternelle (sœur de la grand'mère maternelle).

Cas nº 15. — Une sœur.

— nº 16. — La grand'mère paternelle (le père était jumeau bivitellin, jumeau d'une fille) ; une sœur.

Cas nº 17. — La mère du mari.

— nº 18. — La mère du mari.

— nº 19. — La sœur du mari.

Cas n° 20. — L'accouchée avait déjà eu 17 enfants dont 3 fois deux jumeaux (2 fois garçon et fille et une fois deux filles).

Cas n° 21. — Rien.

— n° 22. — La mère du mari.

— n° 23. — La mère du mari.

— n° 24. — La mère du mari (mari jumeau); la grand'mère maternelle.

Ceci peut se résumer ainsi :

Dans deux cas il n'y avait eu aucun autre fait de gémellité dans la famille de l'accouchée ni dans celle de son mari; dans un de ces cas, l'accouchée avait pourtant des jumeaux pour la troisième fois; dans 7 cas il y avait eu des jumeaux dans la famille du mari seulement; dans 13 cas dans la famille de la femme seulement; dans 2 cas dans les deux familles à la fois.

Dans les 15 cas où des jumeaux ont été constatés dans la famille de l'accouchée, il s'agissait de frères ou sœurs 7 fois, d'ascendants ou collatéraux du côté paternel 6 fois, et du côté maternel 7 fois.

On peut conclure que dans l'ascendance de l'accouchée, la tendance à avoir des jumeaux peut provenir aussi bien du côté paternel que du côté maternel. Cela n'a rien d'étonnant. Les caractères spéciaux à un sexe restent latents dans le sexe opposé, mais se transmettent néanmoins; les éleveurs savent très bien qu'un taureau d'une race bonne laitière, uni à une vache mauvaise laitière introduit la faculté laitière dans la descendance qu'il donne à cette dernière. Il n'y a aucune raison pour qu'il n'en soit pas de même de la faculté d'engendrer des jumeaux.

Ce qui est plus étonnant, c'est de voir un homme appartenant à une famille où la gémellité existe, non seulement transmettre à ses filles la faculté d'avoir des jumeaux (cela rentre dans le cas précédent), mais en outre engendrer lui-même des jumeaux. Toutefois c'est seulement 7 fois que la gémellité vient du mari seul contre 13 fois de la femme seule. L'influence de celle-ci est donc prépondérante, mais l'autre paraît néanmoins indéniable.

Gochlert a fait sur l'hérédité de la gémellité une étude basée sur 132 cas et résumée dans les tableaux suivants :

Jumeaux reparaissant chez les	Ligne paternelle	Ligne maternelle	
enfants	30	38	= 68
petits-enfants	20	19	= 39
arrière-petits-enfants.	12	13	= 25
	62	70	132

	Ligne paternelle	Ligne maternelle	
Hérédité gémellaire directe. .	5	11	= 16
— — indirecte.	57	55	= 112
— — double. .	4	4	= 4
	66	70	132

Il conclut que l'hérédité se rencontre à peu près également dans la lignée paternelle et la ligne maternelle, et qu'elle décroît de génération en génération selon la série descendante 5 : 3 : 2 : 1. La première de ces propositions est au contraire à ce qui a été noté par Oliver.

Mlle Nelmann, dans sa thèse (Genève 1910) a traité le même sujet ; elle a publié 22 arbres généalogiques de familles où des jumeaux ont été notés, on y trouve la confirmation de la transmission héréditaire de la faculté d'avoir des jumeaux, tant par les pères que par les mères des accouchées. Quant à l'influence du mari, elle ressort de l'observation 20 de cette thèse dont voici l'arbre généalogique :

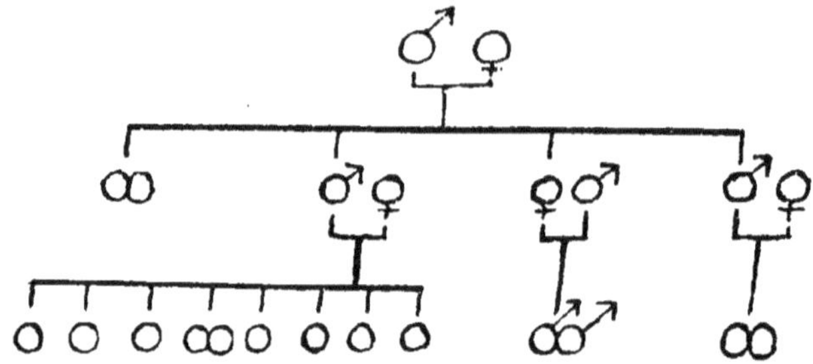

Fig. 9. — Arbre généalogique comme exemple de transmission, par le mari, du pouvoir d'engendrer des jumeaux.

Cercles surmontés d'une flèche : hommes.
Cercles souscrits d'une croix : femmes.
Cercles accolés : jumeaux.

On y voit que deux frères de jumeaux ont eu tous deux, ainsi qu'une autre de leurs sœurs, un couple de jumeaux.

Le cas de Mme Sestini est encore plus curieux. Son mari avait eu d'une première femme deux couples de jumeaux. Mme Sestini dans la famille duquel il n'y avait jamais eu de jumeaux, en eut cinq d'un coup de ce mari particulièrement doué sans doute au point de vue de la faculté d'engendrer des jumeaux.

De Speyr (thèse de Bâle, 1894) a recherché dans les familles historiques l'hérédité gémellaire ; il donne l'arbre généalogique de la descendance de Philippe de Nassau, qui eut, entre autres enfants, deux jumeaux. Philippe de Nassau fut la souche des maisons de Hesse, de Holstein-Gossorp, de Bade, de Bavière, de Brunswick, de Lippe où les jumeaux sont fréquents. Dans le détail de cet arbre généalogique on voit que la faculté s'est aussi bien transmise par les hommes que par les femmes ; quant au pouvoir qu'ont les maris appartenant à une de ces familles d'engendrer des jumeaux à leur femme, quelques exemples en existent également dans cette suite de générations, mais on peut toujours se demander, dans ces familles princières où les unions consanguines sont la règle, si la femme n'a pas apporté, elle aussi, la même disposition.

Le même auteur signale que, dans la lignée

des Capétiens, Philippe-Auguste, Louis VIII son fils, Charles Ier d'Anjou son petit-fils, eurent tous trois des jumeaux. La petite-fille de Charles d'Anjou épousa Charles de Valois, son cousin, et lui donna deux jumeaux. Le petit-fils de Charles de Valois, Jean II le Bon, eut aussi des jumeaux. Charles VII son arrière-petit-fils en eut aussi, ainsi que son petit-neveu Louis XII et le petit-neveu de ce dernier, Henri II.

Plus tard Elisabeth de France, fille de Henri II, épousa en 1560 à 15 ans Philippe II, beaucoup plus âgé qu'elle, car avant d'être veuf il l'avait retenue déjà pour son fils don Carlos. Elisabeth n'était pas encore réglée; elle ne devint enceinte qu'en 1564, mais après trois mois de grossesse elle fit une fausse couche et expulsa deux jumelles.

La gémellité se poursuivit chez les Bourbons. La première grossesse de Marie Leczinska se termina par la naissance de deux jumelles, Louise-Elisabeth et Anne-Henriette. Une médaille fut frappée à l'occasion de cet heureux événement. Elle porte à l'avers les têtes de Louis XV et de Marie et au revers une femme portant un nouveau-né dans chaque bras, avec l'inscription : *Fecunditas augustu — Gemellæ regiæ natæ XIV augusti MDCCXXVII* [1].

---

1. Une autre médaille commémorative d'une gémellité est celle qui représente à l'avers la tête de l'impératrice Faustina-

Peut-être sont-ce les nombreuses alliances avec la maison de France qui portèrent la gémellité dans la maison de Savoie. Charles-Albert de Savoie, père de Victor-Emmanuel II, le fondateur de l'unité italienne, eut, en outre, quatre filles dont deux jumelles [1].

Augusta, épouse de Marc-Aurèle et au dos deux jumeaux dans leur « cubiculum » avec l'inscription « Sœculi felicit. (as) ». Des jumeaux, l'un devint l'empereur Commode, l'autre, Antonin, fut connu sous le nom d'Antoninus Geminus, Antonin le jumeau, pour le distinguer de son grand-père, Antonin le Pieux.

1. A propos des naissances gémellaires dans les familles souveraines, on s'est demandé, en cas de naissance de jumeaux, lequel devrait être considéré comme l'aîné et appelé au trône. L'ancienne jurisprudence française, qui, en raison de l'existence du droit d'aînesse, avait parfois à examiner de tels cas, concluait, paraît-il, que le dernier sorti des jumeaux était l'aîné, par suite d'un raisonnement très simple : puisqu'il était plus profondément dans la matrice, c'est qu'il y avait été mis le premier. La coutume d'Espagne concluait dans le même sens.

Il n'en était pas de même en Ecossé. Le duc d'Alban fut fait roi au détriment de son jumeau comme étant venu au monde le premier ; mais son frère ne reconnut pas son droit, et ce fut seulement par les armes que le duc d'Alban obtint la royauté.

Dans l'antiquité également, c'était le premier-né des jumeaux qui était reconnu pour l'aîné. Egine, reine de Sparte, ayant mis au monde deux jumeaux assistée seulement de ses servantes, désireuse de les voir tous deux à la fois monter sur le trône, se refusa à déclarer lequel était né le premier. Les vieillards en délibérèrent, surveillèrent la mère, et proclamèrent comme l'aîné celui des deux jumeaux qu'elle avait pris l'habitude d'allaiter le premier.

La même ressource n'existait pas pour Romulus et Remus allaités par la louve. Lors de la fondation de Rome ils remirent aux augures le soin de désigner lequel d'entre eux serait le chef et donnerait son nom à la ville. Remus vit le premier

Voici donc un ensemble de faits qui établissent la transmission de la gémellité, non seulement par les pères et par les mères, ce qui n'est pas contesté, mais aussi, semble-t-il, par les maris. Nous ne voulons pas y joindre les fables qui pourtant ont été pieusement accueillies dans un très grand nombre de traités d'accouchements et d'articles de dictionnaire, telle que l'histoire du paysan russe Wassilieff qui aurait eu de sa première femme 69 enfants en 27 couches (4 quadruples, 7 triples, 16 doubles) et de sa seconde femme encore 16 enfants en 2 couches triples et 5 doubles, en tout 85 dont 84 vivaient! ou celle de cet autre paysan russe Kinloff, présenté à l'impératrice Catherine en 1753, qui

six vautours et ses partisans le proclamèrent roi; on venait l'annoncer quand Romulus en vit le double ce qui fit tourner les choses en sa faveur.

Comme exemple des difficultés judiciaires auxquelles la gémellité donne parfois lieu, on peut citer l'historiette suivante reproduite par Sue. En 1759, P. Wagner, négociant à Londres, mourait en laissant sa femme enceinte; il léguait, au cas où sa femme accoucherait d'un garçon, la moitié des 20.000 livres composant sa fortune à ce garçon, le tiers de cette fortune à sa femme, et le sixième restant à son neveu; si sa femme accouchait d'une fille, il donnait à sa femme la moitié de sa fortune, à sa fille le tiers, et à son neveu le sixième. La femme accoucha à la fois d'un garçon et d'une fille. Diverses consultations juridiques aboutirent à des solutions variées, mais finalement le tribunal jugea que le testateur avait voulu que son garçon éventuel eut un tiers de plus que sa femme, sa fille éventuelle un tiers de moins que sa femme, et son neveu le restant. Il partagea donc de la façon suivante : 9.000 livres au garçon, 6.000 livres à la femme, 4.000 livres à la fille et 1.000 livres au neveu, et ce fut justice.

aurait eu d'une première femme 57 enfants en 21 couches, et d'une seconde 15 enfants en 7 couches. J'ai l'irrévence de croire que, pour une fois, les bons paysans russes ont monté le coup à la grande Catherine. Les œuvres d'Ambroise Paré, dans leurs parties apocryphes (Partie : *De la génération*, ch. 44 et *Des monstres*, ch. 5), fourmillent d'histoires non moins merveilleuses.

Plus dignes de foi sont les faits rapportés par Sue et par Leroy.

Sue dans son « Essai historique, littéraire et critique sur les accouchements » qui est de 1779, écrit : « Ménage nous apprend qu'un petit bourgeois de Paris nommé Brunet eut de sa femme 21 enfants en 7 années de suite ; on doutait lequel des deux contribuait le plus à cette espèce de miracle, mais il abusa d'une jeune servante, laquelle, au bout de neuf mois, accoucha de deux enfants mâles. Ce fait fut retenu comme preuve par le tribunal pour la recherche de la paternité ».

Leroy, dans son « Essai sur l'histoire naturelle de la grossesse et des accouchements » 1787, rapporte le fait suivant : « Une dame eut quatre garçons en deux accouchements ; ces quatre fils se marièrent et leurs femmes eurent toutes des jumeaux. »

Plus récemment Davenport a étudié par les

procédés biométriques (application du calcul des probabilités aux phénomènes vitaux) la fréquence comparée de l'hérédité d'origine maritale et d'origine féminine dans la gémellité. Il trouve pour la femme le chiffre 4,5, c'est-à-dire qu'une femme ayant des jumeaux dans la famille a quatre fois et demie plus de chances d'avoir des jumeaux qu'une autre femme. Pour le mari il arrive à un chiffre très voisin de 4,2. On peut dire que les chiffres sont tout à fait égaux, car il faut bien tenir compte que le second peut être indûment un peu abaissé par les erreurs dues à l'adultère. D'après Davenport, contrairement aux autres auteurs, le père joue donc un rôle égal à la mère pour la production des jumeaux.

Dans tous ces faits, il n'est pas distingué entre la gémellité univitelline et la gémellité bivitelline. Une telle distinction a été faite dans une enquête beaucoup plus étendue faite par Weinberg en relevant les naissances gémellaires dans les registres de l'état civil de Wurtemberg. Cette méthode statistique a en outre l'avantage d'être tout à fait objective, et de ne rien devoir à l'interrogatoire des femmes; il s'en trouve toujours quelques-unes qui se croient plus intéressantes en exagérant les particularités qu'on peut relever chez elles ou dans leurs familles.

Weinberg a fourni quelques chiffres qui permettent de conclure à l'influence de l'hérédité spécialement nette en ce qui concerne les grossesses bivitellines, et moindre au contraire sur les grossesses univitellines.

Il a relevé que sur 468 femmes ayant eu des accouchements gémellaires bisexués, donc bivitellins, une sur 18 a eu au moins un second accouchement gémellaire. Il trouve au contraire seulement la proportion de une sur 85 pour les accouchements univitellins, calculés par soustraction d'après le premier chiffre.

Sur 4.334 accouchements de mères, de sœurs, ou de filles de femmes ayant eu des accouchements gémellaires bisexués, il relève 94 accouchements gémellaires, soit 1 sur 14. En agissant de même pour les mères, sœurs et filles de femmes ayant eu des jumeaux univitellins il trouva 64 accouchements gémellaires sur 5.645 soit seulement 1 sur 88, ce qui est une proportion normale.

L'hérédité n'agit donc que sur la gémellité bivitelline. Son influence est à peu près nulle sur la gémellité univitelline.

Weinberg a recherché, toujours dans les mêmes sources, l'influence héréditaire dans la famille des maris. Dans les lignées maritales, il a trouvé sur 4.809 naissances 44 couples de jumeaux, c'est-à-dire un chiffre tout à fait normal, tandis que dans les lignées de l'accouchée elle-même sur 7.886 naissances il trouve

130 couples de jumeaux, au lieu de 95, chiffre normal, et chez les sœurs et les filles de ces mères de jumeaux, sur 9.592 naissances, 180 couples de jumeaux, au lieu de 109. Il y a donc du côté de la femme une proportion très élevée de jumeaux témoignant d'une forte influence héréditaire, tandis que rien de pareil n'existe du côté du mari. Weinberg se trouva donc en contradiction sur ce point avec Oliver, avec Mlle Melmann, avec Speyr, avec Davenport.

En étudiant spécialement 30 familles de jumeaux identiques, Davenport trouve que l'influence héréditaire maritale n'y est pas moindre que dans les jumeaux biovulaires. Mais il fait observer lui-même que son matériel n'est pas assez nombreux.

De l'ensemble des faits ainsi recueillis à diverses sources et d'après des méthodes variables d'investigations, il paraît résulter que l'hérédité influe bien sur les naissances gémellaires, mais, semble-t-il, uniquement en ce qui concerne les gémellités bivitellines. L'hérédité provient aussi bien du père que de la mère de l'accouchée ; quant à la transmission par le mari, elle semblerait prouvée par de nombreux faits ; toutefois le relevé statistique fait par Weinberg arrive à une conclusion opposée en sorte qu'il est encore impossible d'arriver sur ce point à une conclusion formelle.

CHAPITRE V

CAUSES PATHOLOGIQUES DE LA GÉMELLITÉ

C'est sur les grossesses univitellines qu'elles doivent agir.
La syphilis a été à peu près la seule maladie signalée à
ce point de vue. La tuberculose agit peut-être de la
même façon.

Dans les chapitres précédents, nous avons vu
que, des deux variétés de gémellité, la bivitelline
et l'univitelline, c'est seulement la première qui
se montre en relations certaines avec les
diverses influences que nous avons eu à étudier.

L'influence de la race, l'influence du nombre
antérieur d'accouchements, celle des accouchements gémellaires antérieurs, celle enfin de
l'hérédité ont été constatées nettement pour les
gémellités bivitellines, et apparaissent nulles, ou
pour le moins douteuses, sur les gémellités univitellines.

A quoi donc peuvent être dues celles-ci ?
Quand on voit qu'une particularité anatomique
ou physiologique quelconque ne relève d'aucun

des facteurs ci-dessus signalés, il y a toutes chances pour que la cause qui la provoque soit une cause accidentelle, et en particulier une cause morbide.

La gémellité, l'univitelline en particulier, peut-elle donc reconnaître parmi ses causes la maladie? C'est ce que nous allons étudier. Disons de suite que la maladie qui attirera le plus notre attention est celle qui est la cause la plus fréquente des variations et des anomalies, la syphilis. Les autres maladies ont été beaucoup moins incriminées, quelques lignes suffiront ensuite pour parler de leur rôle.

C'est Edmond Fournier, le fils de l'éminent syphiligraphe Alfred Fournier, qui a le premier soulevé la question du rôle de la syphilis dans la gémellité. Voici ce qu'il écrit dans sa thèse sur l'Hérédosyphilis, page 26 :

« On a remarqué une certaine fréquence des grossesses gémellaires dans les ménages syphilitiques; cette particularité est, je crois, indéniable; d'une part, en effet, on la trouve signalée dans bon nombre d'observations anciennes et récentes, et, d'autre part, en feuilletant le gros stock d'observations collationnées par mon père, je l'ai remarqué trop souvent pour que ce soit un simple hasard; et finalement, depuis que mon attention a été attirée par ce point, je l'ai constatée déjà plus d'une vingtaine de fois pour ma part, ce qui est certes beaucoup. Donc, très positivement, je crois que la syphilis fait des jumeaux. Comment et par quel processus? Cela je ne saurais le dire. »

On voit qu'il s'agit seulement d'une impression, dont il faut certes tenir compte, mais qui n'entraîne pas la conviction. Ce qu'il faudrait, c'est, dans un service d'accouchements, relever à part les fiches des femmes non syphilitiques et celles des femmes syphilitiques, et comparer le pourcentage de gémellité dans l'un et l'autre groupe. Ce travail, je n'ai pas connaissance qu'il ait été fait.

Il existe bien une thèse de Genève, 1908, de Mlle Popoff « Du rôle de la syphilis dans les grossesses gémellaires ». C'est l'énumération de 38 accouchements gémellaires chez des syphilitiques, mais Mlle Popoff affirme que « toutes les grossesses gémellaires qui ont été précédées soit par des abortus, soit par des accouchements avant terme sont dues à l'influence de la syphilis »! Sur ses 38 observations, 30 sont appuyées uniquement sur une telle constatation, 8 seulement ont trait à des syphilitiques avérées. En outre, l'auteur conclut de l'hydramnios dans les avortements gémellaires à la syphilis. Nous verrons au contraire plus loin que la gémellité est par elle-même une cause possible de cette abondance exagérée de liquide amniotique qui a reçu le nom d'hydramnios. Enfin et surtout, il n'est pas dit sur combien d'accouchements ont été choisies ces observations. Aucune conclusion n'est donc possible.

La question a été reprise récemment et très clairement exposée par M. Prosper Merklen, avec les lumières dues, d'une part à la réaction de Wassermann, d'autre part à la distinction nécessaire entre les gémellités bivitellines et univitellines. M. Merklen rappelle d'abord que depuis trente ans M. Hutinel professait, dans son enseignement clinique journalier à l'hôpital des Enfants-Assistés, qu'il faut ouvrir l'œil du côté de la syphilis en présence d'enfants jumeaux. Il arrêtait systématiquement les enfants jumeaux amenés aux Enfants-Assistés avant de leur donner une nourrice, dans la crainte d'une contamination. Il avait en effet noté une proportion élevée d'hérédosyphilitiques chez les jumeaux. M. Bar, d'autre part, professait depuis longtemps dans son enseignement les mêmes principes comme il les a exposés nettement le 14 juin 1920 à la *Société d'Obstétrique de Paris* à propos de la présentation par M. Paul Guéniot de deux monstres jumeaux, un acéphale acardiaque et un anencéphale, dont la mère avait une réaction de Bordet-Wassermann à la syphilis faiblement positive ; il a rencontré assez souvent des gestations doubles monoplacentaires quand il existait de la syphilis dans les antécédents des parents, surtout, dit-il, la syphilis héréditaire à plusieurs générations même de distance. La gestation gémellaire uni-vitelline est due à une segmentation du germe qui la rapproche, sinon des monstruosités, du moins des anomalies, et la syphilis intervient avec une grande fréquence dans la production des anomalies.

M. Couvelaire accepte volontiers la même opinion.

A l'appui de ces idées, M. Merklen rapporte dans l'article en question 17 observations de gémellités unisexuées à propos desquelles il a recherché la syphilis dans l'ascendance. Quelques-uns de ces cas sont tout à fait nets. Soit le père, soit la mère ont présenté soit une syphilis avouée (obs. 1, 14), soit des accidents certainement syphilitiques (obs. 2, 3, 4, 6, 8, 11, 12) tels que paralysie générale, ectasie aortique; c'est une proportion très impressionnante de 9 cas sur 17, et très en faveur de la thèse de M. Merklen, même si on considère comme douteux les 8 cas restants où la probabilité de la syphilis n'est basée que sur des lésions ou conformations bien banales et sur la réaction de Desmoulières, trop sensible comme on sait pour qu'une réponse positive à cette réaction entraîne à elle seule la conviction.

M. Merklen y joint quatre cas d'avortement gémellaire chez des syphilitiques, trop précoces pour qu'on ait pu se rendre compte s'il s'agissait de gémellité unisexuée ; il y ajoute encore un certain nombre de cas de grossesse gémellaire chez des syphilitiques recueillis dans la littérature.

Il conclut en opposant les grossesses bivitellines (familiales et non syphilitiques), aux grossesses univitellines (isolées et syphilitiques).

J'ai moi-même observé avec M. Roger Voisin deux jumelles univitellines qui ont été atteintes d'accidents nerveux identiques susceptibles de relever de l'hérédosyphilis. Leur père et leur mère avaient une réaction de Bordet-Wassermann positive et un frère présentait de la kératite interstitielle, c'est-à-dire une lésion qui ne se voit que chez les hérédosyphilitiques. Il n'y a donc aucun doute sur la coexistence dans ce cas de la syphilis des parents et de la gémellité univitelline.

J'admets très volontiers l'opinion de mon collègue Merklen, avec toutefois quelques réserves. Je pense que la syphilis est un facteur puissant d'anomalies, et en particulier de cette anomalie spéciale qu'est la gémellité univitelline. D'autres facteurs de dystrophie, comme l'alcoolisme, la tuberculose, le surmenage, la misère peuvent-ils également produire la gémellité univitelline ? C'est possible. Pour ma part, j'ai observé un cas de fausse couche bigémellaire unisexuée avec hydramnios, par conséquent très vraisemblablement univitelline ; le père, de famille décimée par la tuberculose, était lui-même tuberculeux. J'ai d'autre part, pu observer huit couples de jumeaux identiques sans avoir relevé la syphilis dans leurs antécédents, ni aucun stigmate d'hérédité syphilitique chez eux-mêmes. Je sais bien qu'il est très difficile d'affirmer l'absence de syphilis ancienne chez les parents, à plus forte raison si on va jusqu'à incriminer une syphilis des ascendants à la deuxième ou troisième génération. A la troisième génération, il y a déjà $2 + 4 + 8 = 14$ ascendants ; à en croire certains syphiligraphes la proportion de sujets syphilitiques dans la population est bien plus élevée que 1 sur 14 ; c'est alors chez la plus grande partie de la population qu'on pourrait incriminer l'hérédosyphilis, non seulement pour expliquer la gémellité univitelline, mais pour expliquer n'importe quoi. Qui veut trop prouver ne prouve rien. Tenons-nous-en à la constatation des faits : dans un nombre assez appréciable de cas on trouve la syphilis dans l'ascendance des jumeaux univitellins, mais ces jumeaux peuvent apparaître également dans des familles indemnes de syphilis, et il est à supposer que la plupart des causes susceptibles d'engendrer des variations et des malformations (alcoolisme, tuberculose, intoxications, etc.) peuvent aussi aboutir à engendrer cette variation du germe qu'est la gémellité univitelline. La syphilis n'est que la plus fréquente et la mieux étudiée de ces causes.

Dans le chapitre « Biologie comparée et expérimentation » nous verrons du reste que la bipartition du germe peut s'observer chez certains animaux chez qui la syphilis est inconnue, et que cette bipartition peut être même provoquée expérimentalement sur certains œufs d'animaux inférieurs par divers artifices. Il est donc impossible de restreindre à la seule syphilis les causes susceptibles de provoquer la grossesse univitelline.

CHAPITRE VI

INCIDENTS ÉVOLUTIFS
DE LA GROSSESSE GÉMELLAIRE

L'inégalité de développement des deux jumeaux.

Grossesses bivitellines. — Superfécondation et superfœtation. Mort d'un des deux jumeaux. *Fœtus papyraceus* et *fœtus compressus*. Expulsion isolée d'un des jumeaux. Les « Vopisques ».

Grossesses univitellines. — Fœtus transfuseur et fœtus transfusé. Hydramnios aiguë. Monstres acardiaques, acéphales, anidiens.

D'une façon générale, les jumeaux à leur naissance ont un poids, une taille et un développement général inférieurs à celui des enfants uniques, même si on a soin de ne faire la comparaison qu'entre enfants à terme ou enfants de même âge intra-utérin. Tandis que la moyenne des poids du nouveau-né à terme est de 3.250 grammes (3.350 pour les garçons, 3.150 pour les filles) la moyenne de poids des jumeaux à terme est de 2.500 grammes.

A. Bachimont a relevé les observations de 225 femmes ayant accouché de deux jumeaux à la clinique Baudelocque, service du professeur Pinard (années 1897-1899), en classant à part celles qui se sont reposé pendant les derniers temps de leur grossesse (112), celles qui ne se sont pas reposé (49), celles pour lesquelles ce renseignement n'a pas été noté (53), celles qui ont eu une grossesse pathologique (11). En laissant de côté ces deux dernières catégories, il note que pour les premières, le poids moyen du premier enfant à la naissance a été 2.580 grammes et le poids du second 2.480; pour les secondes, 1.935 grammes et 1.900 gr. On voit l'heureuse influence du repos pour combler dans une certaine mesure l'infériorité des jumeaux en regard des enfants uniques. On voit aussi qu'en moyenne c'est le premier des jumeaux qui est le plus gros. Mais il n'en est pas toujours ainsi.

M. Pinard a trouvé pour 171 femmes qui se sont reposé dans le dernier mois un poids total moyen des deux jumeaux de 4.964 grammes avec durée moyenne de 260 jours de grossesse. Pour 175 femmes qui ne se sont pas reposé 4.196 grammes avec une durée de grossesse de 242 jours. M. Pinard insiste sur la nécessité de joindre au repos l'abstention de rapports sexuels, laquelle donne en moyenne une prolongation de gestation de plus de 15 jours et par suite des enfants plus sûrement viables.

D'après Serog, sur 400 naissances de jumeaux, seulement dans dix cas la différence de longueur entre les deux jumeaux dépassait 4 centimètres.

Dans cette question, comme dans toutes celles qui concernent les jumeaux, il importe du reste de distinguer entre les gémellités bivitellines, et les gémellités univitellines.

Dans les gémellités bivitellines, la différence de poids entre les deux jumeaux est en général minime. Dans les accouchements bisexués, la différence est le plus souvent en faveur du garçon sans que cette différence dépasse de beaucoup la différence habituelle entre les garçons isolés et les filles isolées.

Les cas d'inégalité marquée sont plus exceptionnels. Mais dans quelques-uns, la différence est considérable.

Un certain nombre s'explique par le fait que les jumeaux ont été engendrés à des époques différentes.

Il est en effet bien établi que les jumeaux bivitellins, s'ils sont parfois engendrés d'un même coït, peuvent toutefois provenir de deux coïts différents. On distingue deux cas : il y a *superfécondation* quand les deux coïts ont été séparés par un temps peu étendu ; mais d'autres fois il semble que plusieurs mois d'âge séparent

les deux jumeaux, on dit alors qu'il y a *superfœtation*.

Les faits les plus caractéristiques de *superfécondation* sont ceux dans lesquels par exemple
une négresse accouche à la fois d'un négrillon
et d'un mulâtre, ou une blanche d'un blanc et
d'un mulâtre, preuve que les deux jumeaux ont
deux pères différents.

Ces deux coïts peuvent du reste être très rapprochés. Buffon rapporte le cas d'une blanche,
qui, ayant mis au monde d'une même couche
deux jumeaux l'un blanc et l'autre mulâtre,
avoua qu'immédiatement après avoir été quittée
par son mari, *lassata sed non satiata,* elle avait
fait appel à un esclave noir.

Le cas rapporté dans les *Bulletins de la Société
de Médecine* de 1821 est encore plus curieux.
Une négresse aurait accouché à la fois de trois
enfants, un négrillon, un mulâtre et un cabre
(métis d'indien et de nègre).

Ambroise Paré rapporte que Pline parle
d' « une femme qui accoucha de deux enfants
dont l'un ressemblait à son mari et l'autre à
son paillard » et que « Proconnesia conçut
en un jour deux enfants, l'un de son seigneur,
l'autre de son procureur, chacun retirant à son
père ».

Le chanoine Du Pineau a communiqué à
l'Académie des Sciences en 1753 le cas d'une

jument qui avait produit d'une même portée un poulain et une mule. Il est très fréquent de voir des chiennes, dans leurs portées multiples, avoir des petits chiens dans lesquels on reconnaît l'œuvre de plusieurs pères différents.

Les cas de *superfœtation* sont beaucoup plus rares, mais il en existe néanmoins nombre de cas authentiques.

Tantôt il s'agit de femmes qui accouchent à la fois d'un enfant à terme et d'un enfant ayant le développement, la taille, le poids d'un fœtus de 7 mois, 6 mois, 5 mois même. Tantôt, fait encore plus curieux, on voit une femme accoucher d'un premier enfant à terme, puis plusieurs mois après d'un autre enfant également à terme.

En principe, la superfœtation reste possible tant que la caduque ovulaire du premier œuf ne s'est pas fusionnée avec la caduque utérine, fusion qui ferme complètement la cavité utérine. Cette fermeture rend désormais impossible toute ascension des spermatozoïdes. Elle ne se réalise complètement qu'au 3me ou 4me mois de la grossesse, comme on peut le voir quand il se produit à cette époque une expulsion en bloc de l'œuf. La *superfœtation* pourrait donc être fréquente si l'ovulation continuait pendant la grossesse. Mais elle est suspendue. Ce n'est que tout à fait exceptionnellement qu'un ovaire continuant à fonctionner laisse au cours de la grossesse se détacher un ovule qui tombant dans la mince fente subsistant à cette époque entre la caduque ovulaire et la caduque utérine, peut, fécondé par les spermatozoïdes qui y ont pénétré, s'y développer côte à côte avec le précédent.

Du reste, on a constaté plusieurs fois a l'autopsie de femmes mortes au cours de leur grossesse des ovisacs en cours de maturation.

Les traités d'accouchements citent aussi le cas de Marianne Bigaud, qui, ayant accouché le 1er avril 1748 d'un enfant vivant et viable, accoucha de nouveau cinq mois après, le 17 septembre 1748, d'un enfant à terme.

De même Benoîte Franquet accoucha le 20 janvier 1780 d'une fille paraissant âgée de 7 mois et le 6 juillet, cinq mois et demi plus tard d'une fille à terme.

Une femme d'Arles le 11 novembre 1796 accoucha d'une fille à terme et le 11 avril 1797, cinq mois plus tard, d'une seconde fille à terme.

Dans un certain nombre de cas tels que ceux rapportés par Diemmerbroek, Le Bas, Mœbus, Thielmann, F. Borker, G. Generali, les deux accouchements se sont succédés à un mois ou six semaines d'intervalle, le second enfant étant plus petit que le premier.

Ambroise Paré raconte, d'après Pline, qu'une femme fit un enfant qui avait neuf mois et un autre que cinq, tous deux d'une ventrée. Mais,

Ambroise Paré, ou du moins l'auteur qui a écrit sous son nom, raconte souvent des cas trop extraordinaires pour qu'on puisse attacher à ce qu'il raconte une foi absolue.

Mais il est des cas analogues plus récents. Guillerain a rapporté dans la *Revue médicale de la Suisse romande* le cas d'une femme enceinte de 7 mois, qui, le surlendemain d'une chute, expulsa d'abord un œuf en bloc, contenant un enfant mort, pesant 240 grammes. La radiographie, par l'examen des points d'ossification, permit d'établir qu'il n'avait pas plus de quatre mois et demi. Puis fut expulsée une fille vivante pesant 1.750 grammes, développée comme un fœtus de 7 mois. Guillermin émet deux hypothèses, ou bien une superfœtation de plusieurs mois, ou bien une grossesse gémellaire bivitelline dont un des fœtus serait mort trois mois avant l'accouchement. Cette dernière hypothèse ne nous paraît toutefois pas vraisemblable, car dans ce dernier cas le fœtus mort se momifie, se dessèche. C'est ce qu'on appelle le *fœtus papyraceus*, c'est-à-dire fœtus ayant pris l'aspect du papyrus, du parchemin. On donne aussi à un tel fœtus le nom de *fœtus compressus*.

L'existence d'un jumeau papyracé est en général une surprise au moment de l'accouchement. La grossesse et l'accouchement ont évolué comme pour une conception simple. C'est lors de l'examen **des membranes** qu'on **constate** un épaississement de celles-ci contenant un fœtus réduit à une mince lame de couleur brune ou jaunâtre, comme momifiée, mais où on reconnaît néanmoins la tête, le tronc, les membres d'un enfant. Les dimensions sont variables, et il est toujours difficile, à cause de l'état de dessèchement et de la rétraction des tissus, de se rendre compte à partir de quel âge de la grossesse la vie du fœtus a pris fin. D'après Schuster, qui a étudié 12 cas de fœtus papyraceus, la mort surviendrait entre le 3e et le 7e mois. Avant le 3e mois, le fœtus mort se résorberait complètement. A partir du 7e mois, il naîtrait un fœtus macéré et non désséché, la résorption du liquide amniotique ne se faisant plus ou ne se faisant qu'incomplètement.

Des 12 cas de Schuster, 7 se rapportent à des jumeaux bivitellins, 5 à des jumeaux univitellins.

L'expulsion d'un des jumeaux au cours de la grossesse alors que l'autre demeure et continue à se développer est chose rare, mais possible. « D'avantage, lit-on dans Ambroise Paré, il s'est vu que la femme étant grosse de deux enfants, la matrice s'ouvre quelquefois pour en jeter un mort, comme à elle estrange, sans que le vif en sorte qu'à son terme préfix. »

Les Romains connaissaient l'existence de tels

faits. **Mieux que cela, ils avaient un nom** « vopiscus » pour désigner le survivant. C'est un
surnom qu'ont porté certains personnages
romains. Les Romaines de la décadence,
oublieuses des vertus de leurs mères, recher-
chaient souvent l'avortement. Si la grossesse
continuait malgré les manœuvres abortives et
l'expulsion de volumineux caillots, l'avorteuse
ne manquait pas d'invoquer qu'un enfant avait
bien été expulsé, mais qu'il y avait eu grossesse
gémellaire, et que son jumeau avait subsisté.
Les complications survenant du fait d'une de ces
naissances qui n'était plus attendue font le sujet
de la pièce de Plaute intitulée *Vopiscus*. C'est du
moins ce qu'il est permis de supposer d'après les
auteurs qui ont parlé de cette pièce, car elle
n'est pas parvenue jusqu'à nous.

Dans des cas rares, la superfœtation bien
qu'exigeant toujours la persistance exceptionnelle
de l'ovulation pendant la grossesse, est facilitée
par une anomalie peu fréquente, la duplicité ou
la bifidité de la matrice. La cavité de la matrice,
dans la disposition normale, se termine en haut
par un cul-de-sac unique et médian, sur chaque
côté duquel s'ouvre la trompe correspondante.
En cas de *bifidité*, la cavité se divise en haut
en deux diverticules distincts dans chacun
desquels s'ouvre la trompe du même côté.
Parfois même la cavité utérine est complètement

divisée en deux par une cloison médiane, et chaque cavité s'ouvre dans le vagin par un orifice différent; on dit dans ce dernier cas qu'il y a *duplicité* de la matrice.

La bifidité reproduit l'état normal d'un grand nombre de vertébrés, en particulier chez la plupart de nos animaux domestiques. La duplicité est l'état normal chez les Marsupiaux.

Qu'il y ait bifidité ou complète duplicité, deux œufs peuvent se développer indépendamment l'un de l'autre dans chaque corne ou dans chaque moitié de la matrice : on comprend que la super-fœtation soit facilitée dans ces cas, et puisse même se produire à toute époque de la grossesse si une ovulation de grossesse le rend possible. Toutefois une telle disposition n'est pas nécessaire. Dans la plupart des cas de superfœtation, rien ne permet de soupçonner la duplicité, ni même la bifidité ; dans le cas de Marianne Bigaud cité plus haut, l'autopsie pratiquée quelques années plus tard a permis de vérifier que la conformation de la matrice était tout à fait normale. Toutefois, Barker et Generali ont publié une observation d'utérus double avec superfécondation. Gein a rapporté une observation de grossesse gémellaire dans laquelle chaque fœtus occupait une corne d'un utérus double. Il y eut indépendance de contractions de chaque utérus pendant le travail qui fut très long. On dut pratiquer la version pour l'un et l'autre enfant.

M. Rochard a présenté à la *Société de chirurgie* un utérus double enlevé par hystérectomie. On avait senti par le palper bimanuel deux tumeurs lisses, mobiles, rénitentes ; il y avait des symptômes de grossesse, les mouvements de la tumeur gauche se propageaient au col utérin un peu ramolli. Le diagnostic fut celui de grossesse extra-utérine droite. Ce diagnostic conduisit à faire l'ouverture du ventre : il y avait deux corps utérins nettement séparés par une cloison péritonéale antéropostérieure s'insérant sur la face antérieure du rectum. Chaque utérus avait sur son bord externe un ligament large avec trompe et ovaire. Les utérus furent enlevés dans l'idée qu'avec une telle conformation des accidents étaient toujours à craindre et qu'en particulier il n'était pas à croire qu'une grossesse pût jamais être menée à terme. L'examen des utérus montra que chacun d'eux contenait un fœtus. Il y avait donc grossesse gémellaire ; chaque jumeau était isolé dans l'utérus correspondant.

Dans un certain nombre d'autres cas, on a vu un jumeau se développer normalement dans la matrice, tandis que l'autre se logeait dans une des trompes (grossesse extra-utérine). Sippel a publié un cas de ce genre. Il a opéré une femme pour une grossesse extra-utérine développée dans la trompe du côté droit (grossesse dite *tubaire*). Cette trompe contenait en effet un fœtus de deux mois. Sept mois après cette femme accoucha d'un second fœtus à terme. Il y avait donc eu à la fois grossesse utérine normale et grossesse extra-utérine tubaire : c'est ce qu'on traduit par le terme *grossesse gémellaire hétérotope*; de tels cas ne sont pas absolument exceptionnels puisqu'à propos de ce cas, Sippel a pu en réunir 250 semblables publiés dans la littérature médicale.

Le cas de Duponchel (*Soc. anatomique*, 1923, p. 48) est plus remarquable encore. Il concerne une femme opérée pour grossesse tubaire rompue dans le péritoine. Deux embryons furent trouvés dans le péritoine. Peu de jours après l'opération, la femme fut prise de coliques utérines et expulsa un troisième embryon; il y avait donc *grossesse trigémellaire hétérope*, deux jumeaux dans une trompe, un troisième dans l'utérus.

Passons maintenant à l'inégalité de développement des jumeaux dans le cas d'univitellinité. Naturellement, il ne peut alors être question de superfœtation ni même de superfécondation. Les deux jumeaux sont toujours, non seulement du même sexe, mais rigoureusement du même âge. Souvent ils sont tout à fait identiques. Et pourtant, la statistique de Lebreton (*Thèse de Paris*, 1903. De l'inégalité de développement des deux jumeaux) établit que l'inégalité est considérable plus souvent dans les cas de placenta unique, avec anastomoses vasculaires (c'est-à-dire dans la gémellité univitelline), que lorsqu'il y a deux placentas, et par conséquent deux œufs distincts.

Cette inégalité des deux jumeaux dans la grossesse univitelline trouve son explication dans certaines conditions de circulation susceptibles de survenir chez les jumeaux univitellins et seulement chez eux. Les circulations des jumeaux bivitellins sont à peu près toujours pratiquement indépendantes, même quand leur placenta est unique. Chaque cordon épanouit ses veines et ses artères dans une moitié du placenta. On peut tracer la limite de séparation. S'il existe des communications vasculaires, elles sont, en tout cas, de petit calibre.

Chez les jumeaux univitellins, au contraire, le placenta est réellement commun aux deux jumeaux; le sang artériel de chacun d'eux pénètre dans la totalité du placenta par un réseau artériel et capillaire continu; de même les veines tirent leur origine de l'ensemble du placenta sans qu'il soit possible d'assigner à chacune un domaine distinct.

Dans un grand nombre de cas, les circulations s'accommodent de cet état; il dure sans inconvénient notable jusqu'à la naissance.

Il n'en est pas toujours ainsi. Parfois un des jumeaux se trouve favorisé par rapport à l'autre du fait de quelque disposition de détail. Il arrive par exemple que le cordon d'un des deux fœtus ait relativement au placenta une insertion voisine du centre, tandis que le second cordon s'insère à la périphérie. Il arrive alors que le sang revient plus facilement et en plus grande quantité vers l'un des jumeaux, et naturellement celui-ci le renvoie également en plus grande quantité vers le placenta. Ce jumeau va donc grossir plus rapidement que l'autre, et son cœur surtout, qui travaille davantage, va devenir plus fort. Les voies artérielles et veineuses du placenta en rapport plus direct avec ce jumeau vont se développer davantage; les artères et veines vont saillir à la surface du placenta, créant les volumineuses anastomoses remarquées par les auteurs. L'inégalité une fois rompue en faveur d'un des jumeaux va tendre à s'accroître de plus en plus. Finalement il peut arriver que le jumeau le plus fort, non seulement s'annexe toute la circulation placentaire, mais même refoule le sang chez l'autre fœtus en sens inverse de ses voies naturelles. La circulation du second fœtus devient alors une simple annexe de celle du premier. Toutefois cet état n'est réalisé complètement que quand l'un des fœtus est réduit à l'état de monstre acéphale et acardiaque, cas rare, que nous étudierons néanmoins plus loin. Dans les cas plus ordinaires, la circulation du second fœtus est seulement entravée, et ce fœtus se développe mal. En raison de ces modifications de la circulation, on a donné à de tels fœtus le nom de *fœtus transfuseur-transfusé*.

Après Cazeaux (1851), Schatz a étudié les dispositions vasculaires, qui, par les anastomoses placentaires, permettent le passage du sang d'un fœtus à l'autre. Il distingue dans le placenta commun : 1° et 2° deux parties propres chacune à l'un des deux fœtus ; la circulation s'y fait comme d'habitude ; 3° une partie commune dans laquelle le sang venant d'une artère appartenant au fœtus A revient par une veine du fœtus B et où inversement du sang artériel de B revient par voie veineuse au fœtus A ; il décrit cette dernière disposition sous le nom de « troisième circulation ». Mais cette description est trop schématique ; il n'y a pas trois circulations distinctes, mais confusion, sur une certaine étendue, de la circulation des deux fœtus.

Selon le degré de confusion, selon la disposition du fœtus, selon la réaction hypertrophique plus ou moins marquée des deux cœurs, l'un et l'autre fœtus et leurs annexes ressentent plus ou moins les effets de ces modalités circulatoires. Le flot artériel envoyé par A peut être plus considérable que l'apport veineux qu'il reçoit; l'effet contraire se manifeste dans B; la conséquence de cet état est l'anémie et le dépérissement de A, l'engorgement sanguin de B. Cet engorgement, quand il est peu marqué et surtout quand il ne s'accuse que vers les derniers temps de la grossesse, peut être favorable à B, et se traduire seulement par un développement plus rapide et plus considérable de B par rapport à A. On peut, pour cette raison, observer des jumeaux univitellins qui naissent avec une différence de poids considérable; l'examen du placenta unique montre toujours alors une disposition vasculaire réalisant le mécanisme des fœtus transfuseur et transfusé.

Il ne faudrait pas croire que l'enfant né pléthorique ait acquis une supériorité définitive sur son jumeau. La plupart du temps, la perte de poids normale des deux premiers jours qui suivent la naissance est beaucoup plus marquée chez le pléthorique que chez l'anémié. Au bout de quelque temps, ce dernier reprend de la vigueur, est plus vif que son frère et tète mieux et souvent l'avance du premier est peu à peu perdue.

J'ai eu à soigner, mais seulement alors qu'il avait douze ans, un enfant né jumeau. Il pesait à la naissance seulement 1 k. 700 alors que l'autre pesait 4 k. 500. La mère voulait réserver son sein au plus petit et élever le gros au biberon. Elle n'en fit rien sur les conseils judicieux de son accoucheur et tous deux furent élevés au sein qui fut bientôt suffisant pour les deux enfants. Mais le gros ne voulait pas téter et déclinait ; il mourut à six semaines, ayant à peine augmenté de poids et ayant présenté des convulsions dans les derniers jours. Le petit s'éleva facilement et quand je fus appelé à le soigner quand il avait douze ans, c'était pour des indispositions insignifiantes, il était développé comme un enfant normal. Quand on sait combien les nouveau-nés réparent vite les pertes de sang, semblables en cela aux nouvelles accouchées, on s'explique mieux comment le fœtus naissant pour ainsi dire saigné du fait de la transfusion peut rapidement se développer. Son état exsangue explique aussi son avidité alimentaire. En fait, assez souvent, le jumeau né anémié rattrape le jumeau pléthorique. Mais il pourra être bon, pour des raisons sur lesquelles nous insistons ailleurs (voir page 118) de lui administrer des préparations ferrugineuses.

Quand la pléthore fœtale s'établit précocement, elle peut au contraire nuire gravement au développement de celui des jumeaux qui en est affecté ; elle aboutit à l'infiltration œdémateuse généralisée de ce fœtus ; elle entraîne l'accumulation de sérosité dans les cavités séreuses, en particulier dans le péritoine (ascite fœtale) ; plus souvent encore elle a pour conséquence l'augmentation rapide de la quantité de liquide amniotique ; cette dernière altération est décrite sous le nom d'*hydramnios*. A l'état normal, le liquide amniotique, à partir du moment où les reins du fœtus fonctionnent, est entretenu par la sécrétion urinaire des reins du fœtus. Chez le fœtus œdémateux, non seulement l'œdème peut transuder par la face amniotique du placenta, mais aussi et surtout le rein sécrète plus abondamment du liquide.

C'est vers le 4ᵉ ou 5ᵉ mois de la grossesse gémellaire univitelline que l'hydramnios est le plus susceptible de se produire. Il se manifeste sous forme aiguë, en ce sens que c'est très rapidement, en l'espace de quelques jours quelquefois, de quelques semaines au plus, que le ventre de la femme se met à gonfler, et ne tarde pas à prendre le volume d'une grossesse à terme. En même temps, la femme est gênée dans sa respiration, elle s'essouffle facilement, elle est angoissée, anxieuse, et, pour peu qu'on tarde à la soulager, son état devient extrêmement pénible ; la constipation est opiniâtre du fait de la compression du rectum ; tout appétit disparaît ; de l'embarras gastrique, des renvois gazeux répétés, des vomissements finalement apparaissent ; l'émission des urines devient pénible ; les urines sont rares et souvent chargées de sucre ; les membres inférieurs s'œdématient ; les traits se tirent, s'altèrent, l'amaigrissement survient ; on pourrait croire à une péritonite si l'absence de fièvre et la connaissance d'une grossesse en cours n'orientaient le plus souvent vers le diagnostic réel. La palpation du ventre le montre énorme et tendu ; la percussion révèle de la matité, sauf dans les flancs, où l'intestin est refoulé. La tension est telle qu'il est souvent difficile de percevoir des parties fœtales ou les bruits cardiaques des fœtus. Dans des cas extrêmes, la hauteur du fond de l'utérus au-dessus du pubis a atteint 61 centimètres et la circonférence du ventre 1 m. 70 (Charpentier), chiffres rarement atteints dans les grossesses normales même gémellaires. Quand la distension est intense, des contractions utérines surviennent, que la main peut percevoir et qui annoncent le début d'une expulsion naturelle qui soulagera la femme. Mais parfois cette heureuse terminaison ne se fait pas et la femme meurt soit d'asphyxie, par insuffisance cardiaque, soit de cachexie progressive avec angoisse et insommies. Il y a tout intérêt à intervenir pour provoquer l'avortement dès que le diagnostic d'hydramnios aigu est porté.

Quand l'hydramnios se produit avec la marche aiguë et le tableau que nous venons de décrire, et au 4ᵉ, 5ᵉ ou même 6ᵉ mois, il est à peu près certain que l'hydramnios est la conséquence d'une grossesse gémellaire univitelline avec fœtus transfuseur-transfusé. Il n'en est pas de même dans les hydramnios chroniques et dans les hydramnios tardifs qui peuvent survenir tout aussi bien dans les grossesses simples et reconnaissent pour cause soit une maladie fœtale, soit une lésion des annexes, soit une malformation, et dans lesquels la syphilis est très souvent en cause. Nous ne parlons ici aucunement de ces hydramnios tardifs ou chroniques, qui ne sont pas de notre sujet, mais uniquement de l'hydramnios aigu, lequel ne se voit guère que comme complication de la grossesse gémellaire univitelline (Réglade : l'hydramnios aigu au cours de la grossesse gémellaire univitelline, Th. de Paris, 1920).

Le seul diagnostic que l'on puisse confondre avec l'hydramnios aigu est celui de kyste de l'ovaire, plus spécialement quand celui-ci subit la torsion de son pédicule. Avec les kystes ovariens, le ventre est de même énorme et tendu. Quand leur pédicule se tord, le volume augmente brusquement, des douleurs abdominales, de l'angoisse, un état général grave apparaissent. Mais les commémoratifs de grossesse permettent de penser plutôt à l'hydramnios et le toucher vaginal permet de percevoir dans ce dernier cas un col utérin mou, comme presque toujours dans la grossesse, tandis qu'il reste dur quand il s'agit de kyste ovarien.

Quand on aura assuré le diagnostic d'hydramnios aigu, il importe sans tarder de débarrasser la femme. Plus on attend, plus sa vie est en péril. Il n'y a à tenir aucun compte de la chance de prolongation de la grossesse ni de la vie des enfants. Il n'y a même pas à appliquer le principe de sacrifier l'enfant pour sauver la mère, car il n'y a pas d'exemple d'enfant né viable en cas d'hydramnios aigu ; tout milite donc pour l'interruption immédiate de la grossesse. On l'obtient en pratiquant la ponction de la poche hydramniotique. Le col, surtout chez les multipares, est en général facilement perméable et permet l'introduction du doigt, qui guidera le trocart jusqu'à la poche des eaux. La ponction de la poche est suivie de l'évacuation d'une grande quantité de liquide amniotique, le ventre s'affaisse et la femme est soulagée ; en général les contractions utérines surviennent dès les heures qui suivent ; la femme expulse un premier fœtus ; puis survient l'expulsion du second fœtus en général contenu dans une seconde poche amniotique quelquefois atteinte elle aussi d'hydramnios, mais le plus souvent indemne. Ou bien cette seconde poche se rompt d'elle-même du fait de la poussée des contractions utérines, ou bien l'accoucheur la rompt s'il est utile pour activer l'expulsion. L'examen des membranes montre en général une poche très distendue, une autre normale, le tout dans une enveloppe chorionique unique.

Il est possible aussi d'employer la ponction par voie abdominale. C'est le procédé à employer si le col est imperméable ou si quelque doute existe sur le diagnostic avec une ascite ou un kyste de l'ovaire compliquant ou non une grossesse. Les caractères du liquide établissent le diagnostic. De toute façon la femme est momentanément soulagée. S'il s'agissait de kyste de l'ovaire, l'opération par laparotomie s'imposerait ; s'il s'agissait d'hydramnios aigu, le plus souvent la ponction est suivie de contractions utérines qui amènent l'expulsion du double œuf.

Dans l'une ou l'autre intervention les suites de couches sont en général heureuses ; la femme est sauvée.

A la grossesse gémellaire univitelline se rattache l'histoire des *monstres acardiaques* dans leurs trois variétés : hémicéphales, acéphales et anidiens.

Ce sont des fœtus atteints d'imperfection grave de leur extrémité céphalique ; le cœur fait chez eux toujours défaut. Depuis longtemps les tératologistes avaient signalé des cas de ce genre coïncidant avec la naissance d'un jumeau bien conformé. Étienne Geoffroy Saint-Hilaire montra qu'il s'agissait là d'une loi ne comportant pas d'exception. De tels monstres sont toujours issus de grossesses gémellaires. On raconte qu'un jour Moreau, le célèbre professeur d'accouchements, rencontrant Saint-Hilaire dans le vestibule de l'Académie de Médecine, lui annonça qu'il allait présenter à cette Société un fœtus acéphale. « Présenterez-vous aussi, lui dit Geoffroy Saint-Hilaire, son frère jumeau bien conformé et le placenta commun aux deux individus? — Mais vous connaissez donc l'observation », lui répondit Moreau stupéfait. Non, il savait seulement qu'il en est toujours ainsi dans de tels cas.

Pourquoi? et pourquoi l'imperfection grave de la tête entraîne-t-elle l'absence de cœur? On se l'explique quand on sait que le cœur apparaît en pleine tête, au niveau des *arcs pharyngiens* du fœtus, qui sont les analogues des *arcs branchiaux* des vertébrés primitifs. Ce n'est qu'ultérieurement que le cœur descend peu à peu, entraînant les gros vaisseaux branchiaux et l'aorte future, et entraînant aussi les *nerfs laryngés inférieurs*, ce qui explique le curieux trajet en anse très allongée de ces nerfs, désignés aussi en raison de cette disposition sous le nom de *nerfs récurrents*. On comprend donc que dans les défauts précoces et graves du développement de la tête, le cœur fasse défaut. Quand la tête est représentée par une masse informe, mais encore distincte du tronc, le monstre acardiaque est désigné par le nom de *monstre hémicéphale;* quand la tête fait complètement défaut, on l'appelle *monstre acéphale*; quand la totalité du corps se réduit à une masse charnue informe avec simples rudiments de membres, on le nomme *monstre anidien* (α, sans, εἶδος, forme). Mais en somme il s'agit de degrés plus ou moins marqués du même processus.

Dareste, dans ses études de tératologie sur les œufs de poule, a observé, avec une assez grande fréquence relative, de tout jeunes embryons chez qui l'extrémité supérieure avortait pour ainsi dire, c'est-à-dire de futurs acéphales. Chez eux le cœur fait défaut (fig. 10), les vaisseaux se forment pourtant à la surface du blastoderme, mais quand, par suite des progrès du développement, ces vaisseaux des annexes où se forment les premiers globules sanguins s'abouchent aux vaisseaux de l'embryon, la circulation sanguine, faute de cœur, ne s'établit pas, et l'embryon périt de façon très précoce.

Du moins, il en est ainsi quand l'acéphale est isolé. Mais quand il s'est formé à la fois sur une même cicatricule, deux embryons, l'un normal, l'autre acéphale, et si leurs circulations communiquent comme c'est la règle dans la gémellité univitelline, le cœur du fœtus normal donne l'impulsion suffisante à la circulation totale des

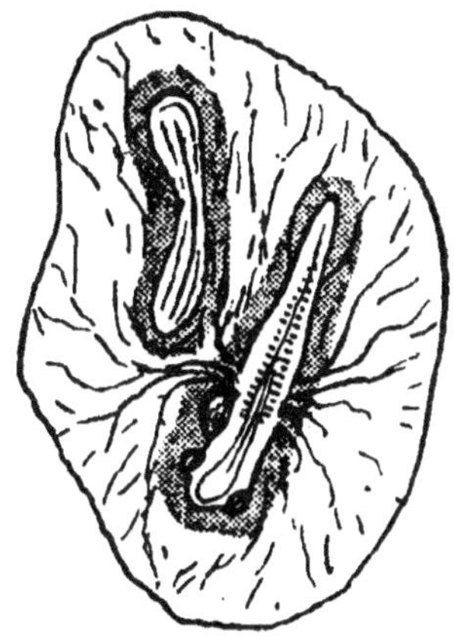

Fig. 10. — Deux embryons jumeaux développés sur un même germe de jaune d'œuf de poule.

L'embryon le plus volumineux a une tête et deux yeux bien développés, ainsi qu'un cœur dont on voit la saillie latéralement ; lorsqu'on observe au microscope un tel embryon encore vivant, ce cœur est vu animé de battements, et poussant dans les vaisseaux des files successives de globules sanguins ;

L'embryon le plus petit est dépourvu de tête (acéphale) et dépourvu de cœur (acardiaque) ; il ne peut continuer à vivre et à grossir qu'en raison de sa gémellité, et parce que la circulation du sang dans ses vaisseaux est entretenue par l'impulsion donnée par le cœur de l'embryon voisin.

deux embryons, en réalisant de façon très précoce le mécanisme de la transfusion décrit plus haut. Dans le cas de gémellité univitelline, et dans ce cas seulement, le fœtus acéphale peut donc continuer à se développer. Sinon il s'atrophie de très bonne heure et disparaît dans une fausse couche de quelques semaines. Ainsi s'explique que les monstres acardiaques soient toujours jumeaux d'un frère bien conformé, et aient toujours avec lui un placenta unique commun puisqu'il s'agit toujours de gémellité univitelline, et que les anastomes vasculaires placentaires sont une des conditions nécessaires à la continuation de leur vie intra-utérine.

Cazeaux, dès 1851, c'est-à-dire bien avant Claudius (1859) et Schatz (1900), a indiqué comment se fait cette circulation. Elle est, dans le corps de l'acardiaque, en grande partie renversée. Le sang arrive du placenta par les artères ombilicales et y retourne par la veine ombilicale, c'est-à-dire en sens inverse du sens habituel, inversion imposée par ce fait que dans le placenta la pression est plus forte dans les artères que dans les veines. Par les artères ombilicales, le sang placentaire arrive aux artères iliaques et s'y divise en deux parts; une part va aux membres inférieurs et y circule dans le sens habituel, mais l'autre part remonte les artères iliaques et l'aorte par un trajet rétrograde, et après avoir irrigué la partie sus-iliaque du corps, revient dans la veine cave supérieure. Les sangs des deux veines caves supérieure et inférieure vont à la rencontre l'un de l'autre jusqu'à l'origine de la veine sus-hépatique; par celle-ci, par le canal veineux d'Aranzi, par la veine ombilicale, il revient au placenta, ayant ainsi accompli un trajet, qui dans une grande partie de son cours est en sens inverse du trajet normal. Les valvules qui, à l'état normal, sont disposées sur certaines veines en rapport avec le cours du sang font défaut dans les canaux où ce cours est inversé.

L'acardiaque et son jumeau sont toujours de même sexe, ce qui avait frappé Geoffroy Saint-Hilaire. Nous nous l'expliquons parfaitement aujourd'hui puisque nous savons qu'il s'agit toujours alors de jumeaux univitellins et que l'unisexualité est la conséquence forcée de l'univitellinité. Dans un cas de Katzky, l'identité était encore plus curieuse, puisque l'acéphale et son jumeau étaient tous deux atteints de pseudo-hermaphrodisme masculin (hypospadias péni-scrotal).

Ce qui est plus curieux est ce fait que le sexe mâle prédomine nettement dans ces cas. Marchand a relevé 23 acéphales mâles pour 4 femelles et 8 de sexe inconnu ou indéterminable. Nous verrons plus loin que le même fait se retrouve pour les monstres doubles parasitaires qui sont aux jumeaux avec acéphalie de l'un d'eux, ce que les monstres doubles ordinaires sont aux jumeaux ordinaires.

CHAPITRE VII

ÉLEVAGE DES JUMEAUX

Les jumeaux naissent en général petits et débiles. Mortina-
talité comparée des jumeaux et des non-jumeaux. Morti-
natalité comparée des jumeaux bivitellins et univitellins.
Plus grande fragilité de ceux-ci.
Les premiers mois et les premières années des jumeaux.
L'anémie ferriprive chez les jumeaux.

Il n'est pas étonnant que la débilité congénitale des jumeaux, leur faible poids de naissance,
leur naissance prématurée assez fréquente n'entraîne pour eux une mortalité relativement forte.

Tous les auteurs sont d'accord sur ce point.
Toutefois, dans les statistiques, les jumeaux
n'étant pas recensés à part, le fait ne peut être
mis en relief que dans le cas particulier de la
mortinatalité. Pour celle-ci, des documents recueillis dans des pays divers montrent qu'elle
est toujours beaucoup plus forte chez les
jumeaux, que sur la totalité des naissances.

	Jumeaux mort-nés sur 10.000 jumeaux nés			Mort-nés en général pour 10.000 naissances (période 1906-1910)
	deux jumeaux	plus de deux jumeaux	jumeaux en général	
Norvège . . .	712	1.119	719	228
Suède	884	1.591	897	245
Autriche . . .	655	1.237	863	252
Hongrie . . .	581	—	—	198
Allemagne . .	—	—	516	
Prusse	—	—	558	
Bavière. . . .	555	1.211	565	275
Saxe.	732	—	—	340
Pays-Bas. . .	1.027	2.816	1.056	395
France. . . .	1.279	2.925	1.350	448 [1]
Bulgarie . . .	121	1.104	136	57 [1]
Maine (U.S.A.)	906	2.500	934	417
Australie occidentale. . .	468	0	464	286

1. A la lecture de ce tableau, il faut faire attention que les chiffres ne sont pas de pays à pays comparables entre eux. Dans certains pays comme la Suède et la Norvège, on n'enregistre comme mort-nés que les fœtus morts avant ou au cours de l'accouchement. En France, au contraire, la rubrique « mort-nés » comprend tous les enfants décédés avant la déclaration de naissance, laquelle doit se faire dans les trois jours qui suivent l'accouchement. Un certain nombre d'enfants morts dans les trois premiers jours s'ajoutent donc en France aux enfants nés morts.

Dans beaucoup de pays l'obligation de déclarer les morts-nés est peu rigoureuse. C'est sans doute par défaut de déclaration que s'explique le chiffre anormalement bas de la Bulgarie.

Mais ces mêmes causes de variation agissent dans le même sens dans un même pays sur les jumeaux et les non jumeaux. La comparaison des trois premières colonnes avec la dernière colonne demeure donc, malgré ces réserves nécessaires, très démonstrative de la haute mortinatalité des jumeaux.

La forte mortinatalité de jumeaux est a
maximum dans les premiers accouchements
cela se comprend. Voici à ce sujet un tablea
que nous empruntons au travail de M. March

Age de la mère	Période 1902-1906			Période 1907-1910 [1]		
	Jumeaux nés	Jumeaux mort-nés	°/₀	Jumeaux nés	Jumeaux mort-nés	°/₀
Moins de 20 ans.	3.726	489	131	1.978	424	214
20 à 24 ans.	16.220	1.783	110	13.410	2.013	150
25 à 29 ans.	25.402	2.429	96	20.032	2.447	122
30 à 34 ans.	22.696	2.061	91	19.194	2.056	107
35 à 39 ans.	16 569	1.494	90	14.205	1.480	104
40 à 44 ans.	5.401	485	90	4.297	560	130
45 ans et plus	688	72	105	190	23	121
Tous âges réunis.	90.702	8.813	97	73.306	9.003	123

Pour les enfants issus d'accouchements, simples, c'est quand la mère a de **20** à **24** ans que
la mortinatalité est la plus faible. Elle croît ensuite
régulièrement avec l'âge et atteint plus du
double de sa valeur primitive dans les accouchements de femmes ayant dépassé **45** ans. On voit
qu'au contraire l'âge de la mère donnant la

1. On note dans ce tableau une forte augmentation de la
mortinatalité d'une période à l'autre. Il ne faudrait pas en
conclure à un recul de l'art obstétrical; elle est due à ce fait
que les règlements municipaux des grandes villes imposent
de plus en plus la déclaration des fœtus et embryons, règle
strictement appliquée dans les hôpitaux. A Paris, la déclaration est obligatoire pour tout embryon ayant dépassé six
semaines, mais ce n'est qu'à partir de quatre mois que cette
déclaration figure au registre des naissances et par suite dans
les statistiques.

plus faible mortinatalité pour les jumeaux est de 30 à 40 ans, sans doute parce qu'alors la femme, plus résistante, et aussi plus habituée aux grossesses, fournit plus facilement au développement de deux enfants dans son sein.

Une statistique intéressante est celle qui distingue dans les jumeaux mort-nés les garçons et les filles, et ceux qui appartenaient à un couple unisexué ou à un couple bisexué. Un tel tableau figure dans la *Statistique internationale* publiée par M. March. Nous le reproduisons ci-dessous :

Pour 10.000 jumeaux, combien de mort-nés :

	Garçons d'un couple de garçons	Garçons d'un couple bisexué	Filles d'un couple bisexué	Filles d'un couple de filles
France 1902-1906. .	1.074	998	929	874
— 1907-1910. .	1.510	1.066	945	1.176
Pays-Bas 1903-1906.	1.171	776	721	1.020
Norvège 1886-1900.	779	533	520	643
Suède 1871-1905. .	1.054	772	671	871
Autriche 1896-1905.	784	573	503	658
Hongrie 1900-1905 .	684	505		563
Saxe 1881-1890. . .	831	556		700

Il ressort de ce tableau, d'abord, que la plus grande résistance des filles, constamment notée dans les statistiques de mortinatalité, se maintient en ce qui concerne les jumeaux dans une proportion à peu près égale à celle notée pour les non-jumeaux[1], ensuite (et ceci est plus inattendu et par suite très intéressant) la mortinatalité est notablement plus faible, toutes choses égales, pour les jumeaux issus de couples bisexués que pour les jumeaux issus de couples unisexués.

Les couples bisexués étant toujours bivitellins il est permis d'en inférer que les jumeaux univitellins sont beaucoup plus sensibles que les autres aux causes de mort. Nous retrouvons donc encore sur ce point la nécessité de distinguer entre les deux variétés de jumeaux.

Comment peut-on s'expliquer cette plus grande fragilité des univitellins? Certes certaines

---

1. On attribue en général la moindre mortinatalité des filles à ce qu'elles naissent plus petites, ce qui fait que l'accouchement est plus aisé, et que le moment critique du passage à travers la filière pelvi-vaginale maternelle est chez elles moins prolongé et par suite moins fréquemment funeste. C'est l'avis exprimé, en particulier, par M. Pinard. Dans le cas des jumeaux, les garçons eux-mêmes sont assez petits pour que l'explication ci-dessus ne soit plus applicable. Il faut bien admettre, bien que cela bouleverse un peu les idées préconçues, une fragilité plus grande du sexe mâle. C'est l'autre sexe qui est « le sexe fort ». Du reste les tables de mortalité aux différents âges montrent que cette infériorité des mâles devant la maladie et la mort se maintient, non seulement dans toute l'enfance, mais dans toute l'existence, et pour à peu près toutes les maladies (la grippe, la coqueluche, la chorée, le goitre exophtalmique et la malformation congénitale de la hanche font seules exception, avec bien entendu, les affections puerpérales). (Pour plus de détails voir Apert, l'Influence du sexe en médecine infantile. *Bull. de la Soc. méd. des hôpitaux*, 1920).

explications obstétricales sont possibles. On ne peut guère invoquer les injures plus faciles par des enserrements circulaires des deux cordons, ni les dangers du séjour du second fœtus dans l'utérus après ouverture d'un amnios commun, l'amnios unique s'observe trop rarement pour entraîner cette conséquence statistique. Avec plus de raison peut-être on invoquerait la souffrance d'un des fœtus, ou même des deux, du fait d'une circulation communiquante (jumeaux transfuseur-transfusé, voir p. 97) ou encore la perte plus grande de sang lors de l'accouchement à cause des vaisseaux placentaires communs. Cette cause agit peut-être pour une part.

Mais peut-être aussi le mode particulier de formation des jumeaux univitellins qui ont à se partager la substance d'un seul ovule, entraîne-t-elle pour eux une infériorité native? En tout cas, leur moins grande résistance pendant la vie intra-utérine est certaine.

En ce qui concerne la vitalité des jumeaux dans la première année de leur existence, il importe comme pour toutes les autres questions les concernant, de distinguer entre les jumeaux univitellins et les jumeaux bivitellins, et on peut y arriver par l'étude comparative des couples unisexués et bisexués, selon la méthode plus haut employée. Weinberg, d'après les registres de l'état civil de la ville de Stuttgart, a constaté que dans la première année après la naissance, il est mort 104 enfants sur 214 jumeaux de sexes différents, et 293 enfants sur 446 jumeaux de même sexe. Il calcule que ces chiffres correspondent à 49 p. 100 de décès chez les jumeaux univitellins, et 57 p. 100 chez les jumeaux univitellins. Ces derniers sont donc notablement plus fragiles, ce qui n'est pas pour nous étonner. Il semble toutefois que cette fragilité spéciale s'atténue ultérieurement.

Orgler a publié le résultat des observations qu'il a faites sur la manière dont se sont élevés les jumeaux qui se sont présentés à sa consultation de nourrissons. Il y a suivi 24 paires de jumeaux, et en outre 3 jumeaux provenant d'un même accouchement. Dans cinq couples seulement le poids était égal ; dans les autres couples il y avait une différence dont le maximum a été un kilogramme. Dans les trois couples où la différence était la plus grande il s'agissait de couples bisexués, et c'est le garçon qui était le plus lourd (4.500 — 3,500 ; 1900 — 1.480 ; 1900 — 1.480). Dans ces couples inégaux, le fœtus le plus lourd s'est toujours montré le plus résistant aux maladies ; elles ont été chez lui plus rares, moins graves et plus courtes. Ainsi sur deux jumeaux tuberculeux de 5 mois, l'un qui pesait 3.600 est mort de tuberculose généralisée, l'autre qui pesait 4.700 a présenté seulement deux tuberculides cutanées avec cutiréaction intense à la tuberculine. Dans un autre .couple le plus petit eut des convulsions, l'autre pas ; de deux jumeaux à la même alimentation le moins lourd eut le scorbut, l'autre resta indemne.

Bendix a suivi plus ou moins longtemps 11 couples de jumeaux. Dans deux cas seulement les poids étaient identiques. Deux couples étaient remarquables par leur bon développement ; dans l'un les deux enfants pesaient à 6 ans 19 kilogrammes alors que le poids normal est 17 k. 930 ; dans un autre couple, les deux enfants pesaient à 8 ans autant que des enfants entre 9 et 10 ans. En revanche, 2 jumelles pesaient à 10 ans, 14.800 et 15.700 c'est-à-dire le poids d'enfants de 5 ans.

En somme chez les jumeaux comme chez les enfants isolés, il y a de forts tempéraments à croissance rapide et des sujets délicats plus ou moins retardés. Beaucoup de jumeaux nés petits, ou nés prématurément rattrapent ultérieurement leur retard. Ils le font beaucoup plus facilement et plus complètement que les enfants nés prématurément par cause pathologique.

Funaro a publié au Congrès italien de Pédiatrie de 1920, ses observations sur la façon dont les jumeaux s'élèvent. Il arrive aux conclusions suivantes :

1° La croissance des jumeaux diffère très

peu de la croissance normale ; toutefois leur taux d'accroissement est un peu inférieur au taux moyen.

2° Les jumeaux ne se trouvent pas vis-à-vis des agents extérieurs dans un état de résistance moindre que les autres enfants.

3° Dans les couples bisexués, l'accroissement du garçon est en général plus fort que celui de la fille.

4° Dans la majorité des cas, les conditions de vie étant les mêmes, le développement suit un cours parallèle pour les deux jumeaux.

Les auteurs précédents semblent avoir ignoré l'anémie ferriprive des jumeaux, bien qu'Orgler en ait à son insu suivi un beau cas (voir plus loin page 155). L'anémie ferriprive n'est pas spéciale aux jumeaux. Elle s'observe aussi chez les enfants isolés quand la mère a été atteinte au cours de la grossesse d'hémorragies répétées (comme dans le cas de placenta prœvia), de maladie grave ou d'affection anémiante. Dans tous ces cas, comme dans le cas de gémellité, les enfants ont dans leur foie à la naissance une provision de fer susceptible d'être insuffisante. On sait en effet que l'enfant, dans les six ou huit premiers mois de sa vie, a à suffire à la formation de nombreux globules rouges et fibres musculaires chargés d'un composé ferrugineux dont l'importance physiologique est considérable, l'hémoglobine. Si le fer manque, les globules rouges et les muscles restent pâles : c'est l'anémie avec ses conséquences.

Or le lait, qui est le seul aliment physiologique jusque vers l'âge de huit mois est un aliment très pauvre en fer. Qu'il s'agisse du lait maternel ou de lait de vache, l'alimentation lactée n'en apporte qu'une quantité tout à fait insuffisante aux besoins de l'enfant. Dans ces premiers temps de la vie, c'est aux dépens du fer accumulé dans le foie pendant la vie fœtale que les besoins du développement sont satisfaits. Ce fer provient de l'organisme maternel. Mais quand la mère porte deux jumeaux, ceux-ci se partagent le fer disponible de l'organisme maternel, et ne peuvent en accumuler qu'une provision insuffisante. C'est pourquoi, au point de vue de la tendance à l'anémie ferriprive, ils sont assimilables aux enfants dont la mère a été atteinte pendant la grossesse d'hémorragies lui ayant fait perdre, avec son sang, une notable quantité de fer. A plus forte raison l'anémie est-elle à craindre quand gémellité et hémorragies de la grossesse ont coïncidé.

Les dosages de fer dans le foie aux divers âges et aux divers états physiologiques et pathologiques pratiqués par MM. Comtejean, Lapicque, Guillemonat, ainsi que les études hématologiques de M. Rist, ont mis hors de doute ce mécanisme de l'anémie ferriprive.

Heureusement cette anémie est des plus faciles à prévenir, et même à faire disparaître quand on l'a laissée s'établir. Elle contraste heureusement à ce point de vue avec l'anémie des jeunes filles, ou chlorose, qui, elle, ne tient pas à l'insuffisance du fer alimentaire, mais à sa mauvaise utilisation par l'organisme, ce à quoi il est plus difficile de remédier. Au contraire dans l'anémie des jeunes enfants, il suffit d'ajouter à l'alimentation une quantité minime de fer sous une forme quelconque pour voir rapidement l'hémoglobine remonter au taux normal et les pâles couleurs disparaître. Il suffit de donner quelques gouttes de peptonate de fer, quelques centigrammes de protoxalate de fer, ou, si l'enfant a déjà six à huit mois, d'ajouter un jaune d'œuf battu à la ration quotidienne de lait, ou encore de donner une cuillerée à café tous les deux ou trois jours de jus saignant de viande. La transformation est très rapide.

A part les précautions relatives à la prévention de l'anémie gémellaire, les règles d'alimentation et d'hygiène pour l'élevage des jumeaux sont identiques à celles qui concernent les enfants uniques.

Chacun d'eux doit prendre le sein à intervalles réguliers de façon à faire dans la journée huit tétées si l'enfant est tout petit (au-dessous de 3 kilos), sept tétées ensuite (de 3 à 4 kilos), et finalement six tétées, c'est-à-dire d'abord toutes les 2 heures, puis toutes les 2 h. 1/2, puis toutes les 3 heures. Quand l'enfant est petit il est nécessaire d'y ajouter une tétée au milieu de la nuit. On s'en passera dès qu'on le pourra en reculant peu à peu cette tétée de nuit vers le matin.

A chaque tétée mettre l'un après l'autre les enfants au sein en commençant par le plus faible. Si toutefois celui-ci, à cause justement de sa faiblesse, tétait mal et aspirait insuffisamment le lait, on ferait tout d'abord prendre par le plus fort quelques gorgées de lait, de façon à mettre bien en train l'écoulement lacté. On mettrait ensuite le plus faible au sein jusqu'à ce qu'il ait pris suffisamment. Le plus fort compléterait ensuite sa tétée.

Il faut arriver à ce que chaque enfant prenne environ dans les 24 heures un dizième de son poids, plus 200 grammes; ainsi un enfant de 3.500 grammes doit prendre environ 550 grammes de lait par jour.

Si la lactation est abondante, la mère ne donnera qu'un sein à chaque tétée, en alternant le sein d'une tétée à l'autre. Si toutefois un seul sein n'est pas suffisant, ce qui est presque de règle en fin de journée, la tétée est complétée autant qu'il est nécessaire avec le second sein.

Quand les enfants commencent à grandir il arrive souvent que la mère ne peut plus arriver à leur fournir la ration suffisante. Il faudra alors compléter les tétées du soir avec le biberon pour l'enfant le plus fort. Pour peu que la divergence s'accroisse entre les besoins des enfants et la quantité de lait maternel à leur disposition, il arrivera un moment où l'enfant le plus fort sera alimenté presque uniquement au biberon.

Ainsi les deux jumeaux se trouvent arriver l'un après l'autre à la période parfois un peu délicate du sevrage, ce qui facilite les précautions à prendre pour ce passage critique ; le sevrage étant forcément un peu prématuré pour le premier sevré, on a néanmoins la ressource, si quelque incident survient, de lui donner de nouveau le sein dont la sécrétion est entretenue par le second : quand le premier a été sevré, l'élevage du second se trouve revenu aux conditions normales et la mère est même particulièrement soulagée puisqu'elle a été entraînée de bonne heure à beaucoup fournir. Aussi la plupart du temps c'est jusqu'à 8 ou 10 mois qu'elle peut continuer à fournir du lait au plus faible des enfants.

Ultérieurement au sevrage, l'élevage des jumeaux ne comporte plus rien de particulier.

CHAPITRE VIII

L'IDENTITÉ DE CONFORMATION,
DE GOUTS, DE MALADIES CHEZ CERTAINS JUMEAUX
MALADIES GÉMELLAIRES

Identité physique; empreintes digitales; identité de
goûts; curieuses coïncidences.
Identité jusque dans les anomalies et les conformations
vicieuses. Jumeaux hermaphrodites. Monstruosités
rares identiques chez les deux jumeaux.
Exception pour les *nævi*.
Identité de réaction vis-à-vis des maladies. Cas de Trousseau. Maladies gémellaires.
Importance de ces constatations au point de vue de l'influence comparée de la nature et de l'éducation :
« nature and nurture ».
Gémellité et mongolisme.

Sir Francis Galton a fait une enquête eugé-
nique sur les jumeaux par questionnaires rem-
plis par les sujets eux-mêmes ou par des personnes les ayant bien connus. Il a réuni ainsi
les histoires de 80 couples de jumeaux identiques, dont 35 avec des précisions suffi-

santes pour être pleinement utilisées. Dans quelques-uns d'entre eux l'identité était telle qu'aucun caractère différentiel ne pouvait être signalé, le maintien, la physionomie, la coloration du teint, des yeux et des cheveux étaient identiques, le poids, la taille, la force donnaient des chiffres pratiquement équivalents. Cependant dans quelques cas une notable différence concernant le poids, la taille et la force coïncidait avec une ressemblance très marquée pour les autres caractères. On signalait souvent pourtant une légère différence de physionomie perceptible aux intimes, mais insensible pour les étrangers. La voix était la même, toutefois il est parfois noté que les jumeaux ne chantaient pas dans le même ton. Un fait très singulier est que l'identité est très rare dans l'écriture. Dans un seul cas les deux jumeaux ne pouvaient distinguer eux-mêmes entre leurs propres écritures ; dans trois autres, la distinction ne pouvait être saisie par d'autres, mais elle l'était par eux-mêmes ; dans tous les autres cas les écritures étaient nettement différentes ; d'où il appert que l'écriture constitue un test différentiel très sensible.

A ces 35 couples de jumeaux identiques, Galton oppose 20 couples de jumeaux dissemblables, provenant de deux œufs différents. Chez ces derniers les dissemblances de caractère et de facultés étaient aussi grandes que les dissemblances physiques, bien que le plus souvent l'éducation et les circonstances de vie aient été aussi identiques que possible.

Une curieuse preuve de l'identité des jumeaux univitellins est fournie par l'examen des empreintes digitales. Dans une note à l'*Académie des Sciences*, le professeur de médecine légale de la Faculté de Paris, M. Balthazard, a montré quelle sécurité très grande donne l'identification par ces empreintes. Sur une empreinte digitale il existe en moyenne cent particularités. Pour avoir chance de rencontrer une empreinte présentant avec une autre N coïncidences, il faut examiner 4^n empreintes. Ainsi pour deux coïncidences, il faut examiner $4^2 = 16$ empreintes; pour trois coïncidences, $4^3 = 64$ empreintes... et pour 16 coïncidences, $4^{16} = 4.294.967.296$ empreintes. Le nombre des habitants du globe étant de 1.500.000.000 environ, on peut dire qu'il n'y a aucune chance de trouver un individu ayant 17 coïncidences (avec l'empreinte en cause), et que quand on a trouvé 17 coïncidences, on peut avoir toute certitude sur l'identification.

M. Bertillon a pu cependant observer dans un cas plus de 30 coïncidences sur deux empreintes provenant de deux individus différents : mais tout s'est expliqué quand on a su que ces deux individus étaient frères jumeaux. Si on admet comme nous que les jumeaux univitellins sont en réalité un même individu tiré à deux exemplaires différents, on s'explique le fait observé par M. Bertillon, fait qui, autrement, ne devrait s'observer qu'après examen de 4^{30} sujets, c'est-à-dire un nombre de sujets qui ne pourrait s'écrire qu'avec 20 chiffres, et tel qu'il correspondrait à plus de un milliard de fois la population totale du globe. Ce fait montre donc à quel point jusque dans des détails infimes l'identité peut être parfaite.

Elle n'est pas moindre au point de vue physiologique. Sur les 35 couples étudiés par Galton, dans 16 cas l'identité était telle qu'aucune différence ne put être signalée. Dans les 19 autres cas, on signalait cependant qu'un des jumeaux était ou plus gras, ou plus vigoureux, ou plus énergique, ou plus ardent. Mais le plus souvent, ils avaient les mêmes goûts pour les mêmes plaisirs, et pour les mêmes aliments. Dans quelques cas seulement une identité physique totale coïncidait avec une certaine différence dans les goûts. Un fait curieux a été signalé à Galton : un jumeau avait acheté en Écosse un service à champagne dont la façon avait attiré son attention ; on eut la surprise d'apprendre que pendant ce temps son frère, qui était en Angleterre, ayant vu le même service à champagne, avait eu le même désir et en avait également fait l'achat.

L'identité des jumeaux univitellins se constate, non seulement en ce qui concerne les conformations anormales (taille, physionomie, traits de visage, couleur des cheveux et des yeux, etc.), mais même en ce qui concerne les conformations anormales (anomalies diverses et monstruosités). Certaines malformations rarissimes, et dont le type varie en général si largement d'un cas à l'autre qu'il est rare d'en trouver deux faits comparables, ont été au contraire rencontrées parfois absolument identiques chez des jumeaux univitellins. Ainsi M. Escat a observé chez deux jumeaux une malformation identique des voies urinaires consistant en une dilatation congénitale du rein et de l'uretère gauche avec reflux génito-rénal. Les deux frères avaient eu comme conséquence de leur malformation les mêmes accidents ayant évolué au même âge de manière identique, et tous deux durent subir à l'âge de 28 ans l'ablation du rein malade. Tous deux guérirent.

Anseaux a rapporté l'histoire de Noël Benkenne, et H-N. Benkenne, jumeaux ayant entre eux une parfaite ressemblance et portant tous deux un goitre de même forme et de même volume, ayant apparu au même âge et ayant grossi parallèlement.

Bramwell a constaté chez deux jumeaux des anomalies rares et identiques de l'œil.

Cerecedo a observé deux jumeaux atteints d'une même monstruosité rare, la cœlosomie.

Bentzen a publié deux cas de luxation congénitale du genou identique chez deux jumeaux.

Cargile a vu deux jumeaux atteints d'une même forme rare de bec-de-lièvre.

Van Mons, Katzky, Narich, Nœgele, Curling ont publié chacun une observation de couples de jumeaux hermaphrodites; chez chacun de ces couples, la conformation anormale des parties génitales et des caractères sexuels secondaires était la même chez les deux sujets.

Parmi les 35 couples de jumeaux, dont Galton rapporte l'histoire, trois offraient une conformation particulière du petit doigt, identique dans un même couple (camptodactylie, doigt en crosse).

Rivière et Drouin ont publié un fait de « Double hydrocéphalie dans une grossesse gémellaire ».

Chose encore plus impressionnante, on a vu les mêmes combinaisons de malformations multiples se reproduire identiques chez l'un et l'autre jumeau. Si l'on voulait chiffrer la vraisemblance de telles coïncidences chez deux sujets quelconques non jumeaux, on arriverait à des chiffres de même ordre que ceux cités plus haut d'après M. Balthazard. Ainsi Lehmann décrit deux jumeaux qui étaient tous deux atteints d'une même malformation des organes génitaux constituant une variété particulière d'hermaphrodrisme (hypospadias péniscrotal) et qui en outre portaient tous deux à la région occipitale une volumineuse hernie congénitale de l'encéphale. Vrolik a observé et autopsié deux jumeaux nouveau-nés hermaphrodites présentant tous deux identiquement une hernie congénitale de l'encéphale à la région occipitale, un bec-de-lièvre, une fissure de la voûte du palais, six doigts à chaque main et à chaque pied, les testicules retenus de chaque côté dans l'abdomen, les bourses fendues sur la ligne médiane, l'orifice de l'urèthre imperforé, une persistance anormale de la perméabilité de l'ouraque, c'est-à-dire du canal qui, chez le fœtus, relie le sommet de la vessie à l'ombilic, un utérus bicorne, une inversion partielle des viscères telle que le cœcum et l'appendice siégeaient du côté gauche de l'abdomen, en tout quatorze conformations vicieuses dont chacune est très rare et dont la coïncidence chez deux sujets avec une telle identité serait absolument incompréhensible si nous ne savions que les jumeaux univitellins ne sont en somme qu'un même sujet partagé en deux individus distincts.

Une curieuse exception à cette identité est celle qui est relative aux *nœvi* cutanés ; on appelle ainsi les taches congénitales de la peau que les bonnes femmes attribuent à des envies de grossesse ; elles sont soit rouges et vasculaires, et tantôt planes (taches de vin), tantôt plus ou moins saillantes (fraises, framboises), soit pigmentaires (taches de café), soit noires, saillantes et couvertes de poils (taches de cochon). Quand j'étais interne à la Maternité j'ai vu naître deux jumeaux univitellins dont un seul était porteur de taches de vin qui couvraient une grande partie du tronc. J'ai observé à l'hôpital des Enfants-Malades deux sœurs jumelles de huit ans adressées par mon excellent confrère Colombel (d'Aubervilliers). Elles avaient même taille, même poids, et étaient si identiques, que, si leur mère les distinguait l'une de l'autre grâce à une légère différence de teinte des iris, la grand'mère, qui me les avait conduites, déclarait que, quant à elle, quoique vivant constamment avec elles, elle ne pouvait les distinguer qu'en regardant le côté droit de leur cou où l'une d'elles portait dès sa naissance une chaîne de petits nœvi couleur chamois ou « xanthomes ». Enfin je connais deux jumeaux qui ne se distinguent l'un de l'autre que parce que l'un d'eux porte à la joue un gros nœvi pigmentaire saillant.

Pourquoi cette différence en ce qui concerne les nœvi? Il est vraisemblable, à mon avis, qu'elle doit être attribuée à ce que certains nœvi sont des sortes de cicatrices acquises pendant la vie intra-utérine à la suite d'adhérences temporaires entre la peau encore proliférante et les annexes fœtales. Leur fréquence chez les jumeaux n'est du reste pas particulière aux jumeaux univitellins. Bryant a publié un cas de nœvi symétriquement placé chez un garçon et une fille jumeaux, certainement bivitellins, puisque de sexe différent. Dans cette conception, on comprend très bien pourquoi certains nœvi font exception à la règle de l'identité des jumeaux univitellins.

Galton signale qu'une de ses jumelles univitellines présentait à la naissance un nœvus variqueux assez considérable pour gêner la marche ; rien de pareil n'existait chez sa jumelle.

La croissance est en général parallèle chez les jumeaux univitellins ; les alternatives de croissance en taille et de croissance en poids, qui se succèdent régulièrement comme on sait, se font en général par périodes qui coïncident : Galton a vu toutefois l'inverse, si bien qu'à tour de rôle un des jumeaux surpassait un peu l'autre, tantôt en taille, tantôt en poids.

Deux des jumeaux univitellins de Galton percèrent le même jour leur première dent ; deux perdirent au même âge leur chevelure.

Au point de vue de la réaction vis-à-vis des maladies, on note aussi chez les jumeaux univitellins une identité impressionnante.

Dans neuf des 35 observations recueillies par Galton, on note que les jumeaux eurent en

même temps la rougeole, ou la scarlatine, ou
la varicelle, ou la coqueluche. Ceci n'a rien
d'étonnant. Ils l'ont eu en même temps parce
qu'en même temps ils se sont exposés à la conta-
gion, et s'ils avaient été bivitellins, ou simplement frères non jumeaux, ou même nullement
parents, le résultat aurait été le même. Mais ce
qui est plus curieux, c'est que le plus souvent
ces maladies ont pris la même forme, provoqué
les mêmes symptômes, duré le même temps.
Deux des jumeaux de Galton eurent à 23 ans
une rage de dents et la même dent dut être
extraite. Deux autres moururent du mal de
Bright à 7 mois de distance.

Dans plusieurs cas de Galton, un des jumeaux
ayant eu une maladie (scarlatine, fièvre typhoïde)
à laquelle son frère avait échappé, il en résulta
ultérieurement une différenciation nette entre
les deux frères, qui furent facilement reconnus
désormais l'un de l'autre. J'ai connu aussi deux
frères jumeaux qui dans leur jeunesse étaient
tout à fait identiques ; on ne pouvait manquer
de les confondre quand on les rencontrait. Mais
ils ne prirent pas la même profession ; l'un d'eux
tomba malade de tuberculose et guérit bien :
mais à partir de ce moment il n'eut plus la
même allure, le même port de tête, la même
physionomie, le même embonpoint que son frère,
et ils cessèrent d'être confondus.

Mais quand la même maladie frappe deux jumeaux univitellins, elle revêt souvent une forme identique. On sait quelles innombrables formes est susceptible de revêtir la syphilis héréditaire. Dans l'observation suivante, qui m'a été communiquée par M. Roger Voisin, deux petites jumelles univitellines, Jacqueline et Micheline, ont présenté à quelques mois d'intervalle des symptômes nerveux semblables, relevant de localisations vraisemblablement à peu près identiques de la syphilis héréditaire sur les centres nerveux : à deux ans et demi, Jacqueline est prise au réveil d'une sorte de syncope qui dure une heure et est suivie d'un état de torpeur avec fièvre. Quelques jours plus tard, phénomènes convulsifs généralisés avec prédominance au bras gauche; depuis lors, hémiparésie gauche avec contracture et aphasie.

A l'âge de trois ans, Micheline est prise à son tour un matin d'une syncope qui se renouvelle à plusieurs reprises, puis il s'établit un état d'hémiparésie gauche, et l'enfant ne peut plus parler. Peu à peu la déglutition devient pénible et il s'établit un syndrome labio-glosso-laryngé avec pleurs spasmodiques.

La réaction de Wassermann est négative chez les deux sœurs, mais elle est positive chez le père, chez la mère et chez un frère qui présente de la kératite interstitielle, lésion à coup sûr syphilitique. Il n'y a donc pas de doute sur la nature hérédosyphilitique des phénomènes présentés par les deux sœurs. Le point à retenir est que l'hérédosyphilis, maladie si polymorphe, s'est manifestée chez toutes deux par des symptômes presque identiques.

La syphilis héréditaire peut, il est vrai, frapper parfois inégalement deux jumeaux ; M. H. Barbier, M. Cassoute, M. du Buys ont signalé chacun un cas dans lequel la réaction de Wassermann a donné un résultat positif chez un jumeau, négatif chez l'autre. Mais il n'est pas spécifié dans ces cas s'il s'agissait de jumeaux univitellins. Dans le cas contraire, la différence n'aurait plus rien d'étonnant.

En ce qui concerne les maladies diathésiques, telles que goutte, coliques néphrétiques, diabète, asthme, on ne s'étonnera pas de voir deux jumeaux identiques présenter au même âge les mêmes incidents.

Le cas rapporté par Trousseau (Clinique de l'Hôtel-Dieu, 1873, vol. II, p. 478) mérite d'être cité en entier, tant à cause de sa valeur démonstrative propre que de l'autorité et de la sagacité éprouvées de l'observateur :

« J'ai donné mes soins à deux frères jumeaux tous deux si extraordinairement ressemblants, qu'il m'était impossible de les reconnaître à moins de les voir l'un à côté de l'autre. Cette ressemblance physique s'étendait plus loin : ils avaient, passez-moi l'expression, une ressemblance pathologique plus remarquable encore. Ainsi l'un d'eux, que je voyais aux Néothermes à Paris, malade d'une ophtalmie rhumatismale, me disait : « En ce moment mon frère doit avoir une ophtalmie comme la mienne » et comme je m'étais récrié, il me montrait, quelques jours après, une lettre qu'il venait de recevoir de ce frère, alors à Vienne et qui lui écrivait : « J'ai mon ophtalmie, tu dois avoir la tienne ». Quelque singulier que ceci puisse paraître, le fait n'en est pas moins exact; on ne me l'a pas raconté, je l'ai vu, et j'en ai vu d'autres analogues dans ma pratique. Or, ces deux jumeaux étaient aussi tous deux asthmatiques et asthmatiques à un effroyable degré. Originaires de Marseille, ils n'avaient jamais pu demeurer dans cette ville où leurs intérêts les appelaient souvent, sans être pris de leurs accès. Jamais ils n'en éprouvaient à Paris. Bien mieux, il leur suffisait de gagner Toulon pour que l'accès cessât et dans tous les pays où ils étaient appelés pour leurs affaires ils avaient remarqué que certaines localités leur étaient funestes, que dans d'autres ils étaient exempts de tout phénomène d'oppression ».

M. Lenoble a publié une « Etude sur une variété d'anémie profonde et durable observée chez deux jumeaux rachitiques hypotrophiques ».

L'auteur ne dit pas s'il s'agissait de jumeaux univitellins ; c'est probable étant donné l'identité des altérations sanguines et de tout le tableau morbide. Toutefois ils n'étaient pas absolument identiques. Robert était né beaucoup plus gros que Marcel. Il pesait à la naissance 2 k. 200 et l'autre 1 k. 650. Peut-être s'agissait-il de jumeaux transfuseur-transfusé. Mais quand ils vinrent à l'examen du Dr Lenoble, âgés de 10 mois, ils avaient exactement le même poids 5 k. 250, avaient passé par les mêmes phases symptomatiques et présentaient un aspect sensiblement analogue, sauf que la rate du second était plus facilement perçue, et la fontanelle du premier plus largement ouverte ; mais les altérations du sang étaient les mêmes ; le sérum était lactescent chez tous deux et les globules présentaient sensiblement le même aspect. Les progrès de la guérison furent parallèles.

Moreau, dans sa *Psychologie morbide*, 1859, p. 172, rapporte l'histoire de deux frères jumeaux qui se ressemblaient énormément au point de vue physique ; moralement, leur ressemblance n'était pas moins complète et se poursuivait jusque dans les détails. Ils furent atteints d'une idée fixe absolument la même ; tous deux étaient la proie de persécutions imaginaires ; les mêmes ennemis voulaient les détruire et y employaient es mêmes moyens ; tous deux avaient des hallucinations auditives; tous deux étaient mélancoliques et moroses.

De temps en temps, à intervalles irréguliers de deux, trois ou plusieurs mois, sans cause appréciable et par un effet purement spontané de leur disposition, un changement très marqué survenait dans leur état: tous deux presque en même temps, et souvent le même jour, sortaient de leur habituelle stupeur, faisaient les mêmes récriminations et présentaient au médecin une mise en demeure de les libérer d'urgence. Le plus curieux est que ces étranges coïncidences se passaient alors que les deux jumeaux étaient séparés par plusieurs kilomètres, l'un étant interné à Bicêtre, l'autre à Sainte-Anne.

Baume, dans les *Annales médico-psychologiques*, 1863, p. 312, raconte que deux jumeaux, François et Martin, âgés de 50 ans, travaillaient ensemble au chemin de fer de Quimper à Châteaulin. Le 15 janvier, la boîte dans laquelle ils déposaient leurs effets leur fut dérobée. François logeait à Quimper. Martin qui avait déjà eu deux fois de légers accès d'aliénation, logeait à deux lieues de Quimper, à Sainte-Lorette où il habitait avec sa femme et ses enfants. Tous deux eurent à la même heure, trois heures du matin, un violent cauchemar pendant lequel ils criaient : « Je tiens mon voleur, il a blessé mon frère ». Tous deux étaient très agités, faisaient les

mêmes extravagances, dansaient et sautaient.
Martin empoigna son petit-fils, déclarant qu'il
était le voleur et voulant l'étrangler; il se plai-
gnit de violent mal de tête, puis fila vers la
rivière pour s'y jeter, mais son fils l'en empêcha
en s'accrochant à lui. Il fut conduit à l'asile par
les gendarmes et mourut en trois heures. François, calmé au matin du 24, employa ce jour à
chercher son voleur, mais tout d'un coup il
courut vers la rivière au même point où Martin
avait voulu se noyer peu de temps avant et s'y
jeta.

Féré, Ball, Smith, Tissot, Pianetta, Schultes,
Frantz ont publié chacun un certain nombre de
cas de folies gémellaires où des coïncidences
tout aussi frappantes ont été notées[1]. Dans
presque tous ces cas, le trouble mental a revêtu
chez les deux sujets une allure identique et a
évolué de façon identique. Deux jumelles suivies
par Schultes étaient atteintes de la même forme
de psychose circulaire ; elles avaient présenté
les mêmes troubles au même âge, à l'approche
de la menstruation ; puis avaient alterné des
périodes de manie dépressive et des périodes
d'état normal. Presque toujours les mêmes

---

1. Larger (thèse de Paris, 1901) relate un cas « vraiment
extraordinaire. Il s'agit de deux jumelles qui, bien que vivant
à distance l'une de l'autre et sans qu'il y ait eu entre elles le
moindre concert, se firent toutes deux au même âge arracher
leurs trente-deux dents et amputer leurs deux seins. »

phases de la maladie pendant de longues années ont coïncidé chez ces deux jumelles. Un des cas de Smith est semblable.

Dans un seul cas, qui confirme la règle, sur les cinq cas de folie gémellaire relatés par Schultes, la forme morbide différait. Une des jumelles était atteinte de folie dépressive, l'autre était une hystérique avec folie des dégénérés. Mais l'auteur remarque que, chez ces deux dernières jumelles, la ressemblance physique était loin d'être frappante comme dans les quatre autres cas où on notait l'identité absolue de conformation corporelle, d'expression de visage, d'allure, d'élocution, de tempérament et de caractère. Dans ce dernier cas, il ne s'agissait donc pas de jumeaux vrais univitellins, mais de jumeaux accidentels, bivitellins et c'est ce qui me fait dire que cette exception confirme la règle.

Quand la psychose arrive tardivement, chez des jumeaux diversement éprouvés par la vie, des différences peuvent au contraire être notées. Dans un cas de Smith, deux jumelles identiques Jane et Annie, se marièrent la première à 24 ans à un clerc, dont elle eut un garçon qu'elle perdit en bas âge, et deux filles ; la seconde à 26 ans à un épicier, dont elle eut un garçon qu'elle perdit en bas âge, et trois filles. A 44 ans, Jane perdit son mari et peu après eut

une crise avec mélancolie, idées de persécution
et hallucinations auditives ; au bout de 2 ans.
elle guérit assez pour quitter l'asile. A 47 ans,
ce fut le tour d'Annie qui fut prise de mélancolie après avoir appris l'infidélité de son mari;
elle guérit, mais se mit à boire. A 56 ans, toutes
deux furent de nouveau atteintes d'aliénation.
Mais tandis qu'Annie guérit au bout de 4 mois
et mourut à 58 ans de gangrène diabétique,
Jane ne guérit pas, devint tuberculeuse à l'asile
et mourut à 64 ans d'hémiplégie par hémor-
ragie cérébrale.

Smith rapporte dans le même travail des cas
de folie dissemblable chez des jumelles dissemblables, et chez un frère et une sœur jumeaux.
Dans la gémellité bivitelline, il n'y a plus identité des maladies, mais seulement analogie de
tendances et ressemblance de tempérament,
comme peuvent les présenter tout aussi bien
deux frères non jumeaux.

De même Féré a publié le cas de deux jumelles
dissemblables, une brune et une blonde, qui,
bien qu'ayant été prises toutes deux à treize ans
et seize jours, après dîner, de douleurs de tête
frontales et de gonflement des mamelons suivis
la deuxième nuit par l'apparition des règles,
présentèrent à cette occasion des manifestations
mentales opposées. Depuis la première menstruation, la brune autrefois affectueuse pour son

petit frère, d'un autre lit, et âgé de trois ans, et s'étonnant même des sentiments de sa sœur qui le repoussait, ne peut plus le supporter, ni le voir, ni l'entendre ; son allure s'est modifiée ; elle est devenue expansive, accepte les cours de danse et de chant qu'elle n'avait jamais pu supporter. Sa sœur a pris son rôle ; elle recherche l'isolement, paraît apathique, ne s'intéresse à rien, parle tout juste pour exprimer ses besoins et supporte maintenant son frère sans exprimer de répulsion. Les tendances se sont inversées chez les deux sœurs. En somme, chez ces jumelles bivitellines, variations opposées contrastant avec les variations parallèles dont nous avons cité chez les jumelles univitellines de si curieux exemples.

On voit, d'après ces exemples, combien l'étude des jumeaux univitellins est instructive pour apprécier ce qui, dans la façon d'être physique, intellectuelle et morale de chacun de nous, revient, d'une part, aux tendances ancestrales, apportées en naissant, et subsistant en nous toute notre vie, et, d'autre part, aux influences qui chaque jour agissent sur nous pour contrecarrer ou modifier ces tendances. On peut, grâce à l'histoire de ces jumeaux, faire la part de ce qui revient à l'hérédité et de ce qui revient au milieu, ou, pour employer les termes anglais, de ce qui relève de la « nature » et de la « nurture », ce terme, nourriture, élevage par la « nurse » ou nourrice, comprenant non seulement la nourriture à proprement parler, mais tous les soins, toute l'éducation, toutes les influences de milieu. Certes celui-ci a une grande importance et il ne faut rien négliger pour en obtenir l'action la meilleure et la plus efficace. Mais le fait de voir des jumeaux, à grande distance l'un de l'autre, et à un âge avancé, réagir de la même façon dans des circonstances semblables prouve combien les tendances héréditaires restent puissantes et combien elles nous gouvernent malgré nous.

Le rôle de l'éducation est de nous permettre de nous mettre dans les conditions les meilleures pour tirer parti de nos facultés héréditaires quand elles sont favorables, et de nous apprendre à résister à nos tendances congénitales dans ce qu'elles ont de défavorable, ou d'antisocial. Dans les cas où un choc moral un peu violent, dans les cas où un trouble mental, ou toute autre cause, fait surgir, sous le vernis de l'éducation, le fonds héréditaire, il se manifeste intégralement, et c'est alors qu'on voit des jumeaux se comporter de façon si étonnamment identique comme dans les faits typiques que nous venons de rapporter dans ce chapitre.

Au point de vue pratique, il importe de savoir que tout trouble diasthésique éclatant chez un jumeau univitellin doit faire redouter l'apparition à brève échéance de troubles semblables chez son frère ; il est bon d'en être prévenu pour en avertir, sinon toujours le sujet lui-même, du moins sa famille, pour le surveiller ou le traiter préventivement, si c'est possible.

Mentionnons, en terminant ce chapitre, qu'on a récemment signalé la fréquence chez les jumeaux de la curieuse dégénérescence physique et mentale appelée *arriération mongolienne* ou *mongolisme*.

Il s'agit d'enfants qui naissent petits, mal développés quoi qu'ordinairement à terme, avec une tête arrondie en boule, des fentes palpébrales obliques et bridées comme dans la race jaune (d'où le nom qu'on leur a donné) ; ils sont inertes et ne s'éveillent que tardivement. Ultérieurement ils restent toujours très en retard, tant dans leur développement physique que dans leur développement intellectuel, mais cette arriération a des caractères spéciaux : la mémoire est excellente, le goût pour la musique est marqué, ainsi que pour tout ce qui est rythmé ; au contraire tout ce qui est raisonnement est peu développé ; on leur apprend à lire et à écrire assez bien, mais non à compter, encore moins à faire des problèmes simples, mais ils deviennent capables de rendre des services dans des métiers purement manuels. Ils ont une parole bredouillante spéciale qui, avec leur physionomie, les fait reconnaître entre tous, et crée entre eux une ressemblance indéniable, justifiant la création d'un type morbide distinct.

On observe très bien le mongolisme en dehors de la gémellité, et, pour ma part, j'ai vu et soigné une cinquantaine d'arriérés mongoliens sans avoir jamais observé parmi eux un jumeau. Cependant Halberstema (de Haarlem) vient de publier (*American journal of diseases of children*, mai 1923, p. 350) cinq observations de mongoliens jumeaux d'enfants normaux et y a joint 10 autres cas semblables recueillis dans la littérature médicale, plus deux cas où les deux jumeaux étaient tous deux mongoliens. Dans ces deux derniers cas, la vitellinité n'était pas mentionnée, mais les sujets étaient du même sexe. Dans les 15 autres cas, où un seul jumeau était mongolien, 13 fois la bivitellinité était prouvée soit par la bisexualité, soit par l'examen des membranes ; dans deux cas, elle est restée inconnue.

Des faits très intéressants qu'il a ainsi recueillis, l'auteur tire malheureusement une conclusion fausse. Du fait que le mongolisme peut frapper un seul des deux jumeaux, il conclut que les causes du mongolisme ne sont pas de celles qui agissent pendant la grossesse, sans quoi, dit-il, les deux jumeaux en auraient pâti tous deux de la même façon. Le mongolisme est donc, d'après lui, d'origine germinale.

On peut pourtant concevoir qu'une même cause modificatrice provoque des résultats différents quand elle frappe deux jumeaux différents ; elle ne produit d'effets identiques que quand elle frappe des jumeaux identiques, univitellins. Or justement les cas d'Halberstema ont trait à des jumeaux bivitellins. Il n'était donc pas en droit de conclure comme il l'a fait et la question reste en suspens.

J'ai cité cette discussion comme exemple des conclusions fausses qui peuvent être tirées des études sur la vitellinité lorsqu'on ne connaît pas suffisamment les lois de l'hérédité et la dissociation des caractères héréditaires.

Comme pour illustrer ce que je viens de dire le même numéro de l'*American journal of diseases of children* contient la relation d'un fait de syphilis congénitale simulant le mongolisme chez un jumeau. Il s'agissait d'un enfant d'apparence mongolienne au point de vue physique, mais d'une part bien développé intellectuellement et plus brillant que son jumeau, et d'autre part présentant des stigmates hérédosyphilitiques et une réaction de Wassermann qui manquaient chez le jumeau. Il est donc certain qu'il s'agissait de deux jumeaux bivitellins ayant subi différemment l'action de la syphilis maternelle parce que, nés de deux œufs différents, ils avaient deux patrimoines germinaux différents, comme deux frères quelconques non jumeaux. La mère avait du reste eu antérieurement deux autres grossesses, la première terminé par la naissance d'un enfant mongoloïde ressemblant au premier jumeau, la seconde par la naissance d'un enfant normal comme le second jumeau. Malgré le développement simultané dans l'utérus une même cause agissant pendant la vie intra-utérine peut donc retentir différemment sur deux jumeaux aussi bien que s'ils étaient des frères nés de deux couches successives. La conclusion d'Halberstema n'est donc pas démontrée.

CHAPITRE IX

GROSSESSES ET ACCOUCHEMENTS MULTIPLES

Accouchements pluraux : triples, quadruples, quintu-
ples, etc. Naissances triples : Statistiques. Hérédité.
Répartition des sexes. Grossesses triples univitellines,
bivitellines, trivitellines.
Naissances quadruples.
Naissances quintuples.
Naissances sextuples.

Les accouchements de 3, 4, 5, 6 jumeaux
sont beaucoup plus rares que les accouchements
doubles ; voici à ce sujet quelques chiffres
extraits de la *Statistique internationale* :

	Accouche- ments doubles	Accouche- ments pluraux	Nombre d'enfants nés de ces derniers
Norvège 1876-1902. . . .	22.713	294	885
Suède 1861-1905	83.534	998	3.011
Autriche 1895-1905 . . .	129.383	1.486	4.486
Bavière 1876-1906. . . .	81.930	914	2.742
Pays-Bas 1900-1906 . . .	15.374	170	515
France 1858-1906. . . .	422.279	4.432	13.318
Bulgarie 1893-1902 . . .	20.058	204	616
Michigan 1872-1888 . . .	7.333	84	256
Maine 1903-1906	684	8	24
Australie occ^{le} 1897-1906.	759	4	12

D'une façon générale, on voit qu'il y a environ un accouchement plural pour 90 accouchements doubles, et comme on se souvient qu'il y a à peu près un accouchement double pour 90 accouchements, on en conclura facilement qu'on n'observe guère un accouchement plural que sur 8.000 accouchements.

Presque tous les accouchements pluraux sont des accouchements triples. On peut voir toutefois par l'excédent du chiffre de la troisième colonne sur le triple de celui de la seconde, qu'on observe encore de loin en loin quelques accouchements de plus de trois jumeaux.

Turquan a dressé pour les naissances triples une carte de fréquence, selon les départements français, comparable à celle des naissances doubles. Mais, tandis que pour celles-ci, les départements les plus riches en naissances doubles se groupent très nettement en Bretagne, en Savoie, dans les Vosges, tandis que les moins riches sont agglomérés dans le bassin de la Garonne, pour les naissances triples au contraire la même distribution ne se retrouve pas : départements à forts chiffres et à faibles chiffres sont mélangés sans ordre.

Meckel qui a compulsé les statistiques de naissance en Prusse donne les chiffres suivants pour ce royaume : un accouchement double sur 89, un accouchement triple sur 7.910, un accouchement quadruple sur 371.126, aucun accouchement quintuple.

Pour les accouchements triples, Vœppœus donne la proportion 1 : 7.509, Auenjel 1 : 8,077, Mirabeau 1 : 6.558, Strassmann 1 : 8.849, Mme Lachapelle 1 : 7.488, Dubois 1 : 6.209. Disons un sur 7 à 8.000.

Saniter a recueilli la relation de 30 accouchements triples dans les archives de la Clinique gynécologique de Berlin pour la période 1877-1901. Quatre concernaient des femmes enceintes pour la première fois, soit 13 p. 100 de primipares, au lieu de 26 p. 100 chiffre relevé pour la même période pour les accouchements doubles.

Sur ces 30 femmes, 12 avaient moins de trente ans, 18 avaient atteint la trentaine.

Le rôle de l'hérédité a été relevé dans trois cas. Une femme était elle-même jumelle, une autre avait deux sœurs jumelles, une autre avait deux grand'tantes qui avaient eu deux fois des jumeaux.

Sur les 30 femmes, trois avaient déjà eu une grossesse double, une avait déjà eu une grossesse double et une triple, sans tenir compte des grossesses simples.

Le rôle de l'hérédité ressort également des chiffres obtenus par Weinberg grâce au dépouillement des registres de l'état civil de Wurtemberg ; il trouve pour les accouchements triples qu'une fois sur 18 la femme a eu antérieurement ou postérieurement d'autres jumeaux, alors que pour les accouchements doubles le même calcul donne une fois sur 30 en ce qui concerne les grossesses bivitellines et seulement une fois sur 85 en ce qui concerne les univitellines. L'influence de l'hérédité est donc encore plus nette quand il s'agit de grossesses triples que de grossesses doubles. (Pour les grossesses de 4 et 5 jumeaux, disons de suite que le chiffre est encore plus démonstratif : 1 sur 13).

Faut-il croire au fait rapporté par Osiander dans ses *Neue Denkwurdigkeiten fur Aerzte und Geburtshilfe*, 1797 ; il raconte qu'une femme née trijumelle, et qui avait eu 38 frères et sœurs, donna elle-même naissance à 32 enfants en 11 couches ?

Chez les 30 femmes dont l'histoire a été relevée par Saniter, 8 fois la grossesse triple alla jusqu'à terme, 3 fois elle s'interrompit dans le courant du 9ᵉ mois, 13 fois elle dépassa le 7ᵉ mois, 6 fois elle n'alla pas jusque-là.

L'accouchement triple est en général facile, bien qu'une forte proportion d'enfants se présentent autrement que par le sommet de la tête ; Mirabeau, sur 42 accouchements triples, a vu 10 fois 3 sommets ; 4 fois 3 sièges ; 12 fois 2 sommets et un siège ; 15 fois 1 sommet et 2 sièges ; 1 fois 1 sommet, 1 siège et une épaule.

Cela donne 44 p. 100 de présentations du siège et 2 p. 100 de présentations de l'épaule.

D'après Veit, les sexes, sur 1.689 accouchements triples, étaient répartis ainsi :

409 fois, trois garçons ;
501 fois, deux garçons, une fille ;
420 fois, un garçon, deux filles ;
359 fois, trois filles ;

Cela donne la proportion de 110 garçons pour 100 filles ; cette proportion est très forte ; la masculinité varie dans les grossesses simples de 104 à 106 ; même en tenant compte des mort-nés elle ne dépasse pas 107 ; en ce qui concerne les grossesses doubles les chiffres ne sont guère différents. Ceux rapportés par Veit semblent donc à remarquer.

Parmi les grossesses triples, est-il possible, comme nous l'avons fait pour les grossesses doubles, de calculer d'après la répartition des sexes, la proportion des grossesses univitellines, bivitellines, trivitellines?

Les trois combinaisons suivantes sont possibles :

Un seul œuf ayant donné trois embryons.

Deux œufs, l'un à embryon unique, l'autre à deux embryons.

Trois œufs à embryon unique.

Les trois combinaisons ont été notées d'après

l'examen des membranes. Toutefois, plus souvent encore que pour les grossesses doubles, les membranes sont dilacérées, ou de telle façon embrouillées, qu'il n'est pas toujours permis de se prononcer avec certitude.

La possibilité du développement de trois œufs

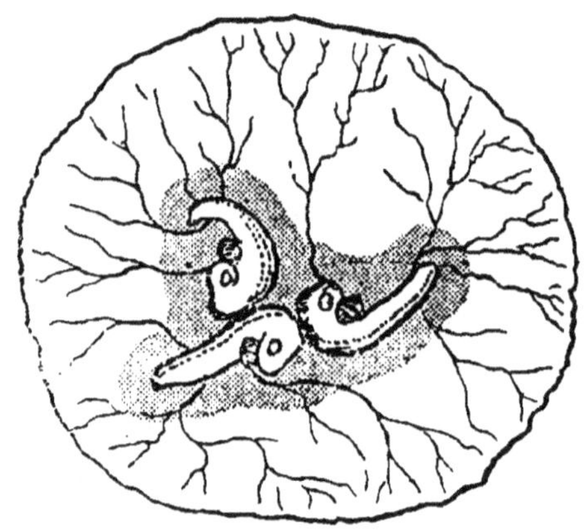

Fig. 11. — Trigémellité : trois embryons développés simultanément sur le même germe d'un œuf de poule.

à embryon unique est toutefois prouvée par le cas que nous avons cité de cette négresse mettant à la fois au monde un négrillon, un mulâtre et un cabre (métis de nègre et d'indigène américain).

D'autre part Dareste a vu et reproduit (fig. 11). trois embryons distincts développés sur la cicatricule unique d'un jaune d'œuf de poule ce qui établit la possibilité d'une trigémellité uni-vitelline.

Saniter, sur trente cas de grossesse trigémellaire a noté les chiffres suivants relativement au nombre des placentas, et à l'univitellinité, à la bivitellinité ou à la trivitellinité traduites par le nombre des chorions (l'état de plusieurs œufs, abortifs ou altérés, n'a pas toujours permis de faire ce classement. Les cas non classables sont portés dans la quatrième colonne et la quatrième ligne).

	Trois placentas	Deux placentas	Un placenta	? placentas	
3 chorions . .	3	6	0	1	= 10
2 chorions . .	0	7	6	1	= 14
1 chorion. . .	0	0	2	0	= 2
? chorion. . .	0	1	2	1	= 4
	3	14	10	3	= 30

En tenant compte des cas douteux il y a donc eu 6 à 8 p. 100 de grossesses trigémellaires univitellines, 46 à 54 p. 100 de bivitellines, 30 à 40 p. 100 de trivitellines.

La statistique de Saniter donne une proportion de 56 p. 100 de trios unisexués; celle de Veit donne 48 p. 100. D'après les probabilités les trigémellaires trivitellines donnent 25 p. 100 d'unisexués; les bivitellines 50 p. 100; les uni-vitellines 100 p. 100. Étant donné la proportion pour 100 de ces trois espèces de grossesses, c'est bien en effet 50 à 60 p. 100 de grossesses unisexuées qui doit s'observer dans les grossesses trigémellaires.

Puech donne la statistique suivante : dans plus de la moitié des cas de grossesse triple, il n'y a qu'un placenta ; dans un tiers des cas deux placentas, et dans le sixième restant des cas, un seul placenta.

Quand il y a trois placentas, il y a toujours trois œufs distincts : quand il y a deux placentas, il y en a un petit propre à un des fœtus, et un volumineux où s'insèrent deux cordons. La plupart du temps il y a autant de poches amniotiques distinctes que de fœtus ; plus rarement deux fœtus dans une poche et un dans la troisième ; exceptionnellement, et seulement dans des cas à placenta unique, une seule poche.

Dans les grossesses triples, uni ou bivitellines, on peut observer des acéphales comme dans les grossesses doubles univitellines. Ainsi Kundmann cite le cas d'une femme qui accoucha d'abord d'un garçon normal, puis d'un acéphale mâle, venus d'une même poche chorionique, puis d'une fille provenant d'un œuf différent. Superville a vu naître deux filles normales puis une troisième acéphale. Dumonceau cite un cas très curieux : d'abord un enfant normal, puis un acéphale, puis une môle. L'acéphale, comme c'est la règle, a toujours un placenta commun avec au moins l'un des jumeaux, et ce dernier est toujours du même sexe que l'acéphale.

Le diagnostic au cours de la grossesse trigémellaire est rarement fait. Toutefois le palper permet parfois de sentir les trois têtes, ou assez de grosses extrémités placées de telle sorte qu'elles ne peuvent appartenir qu'à trois fœtus (un cas de Ribemont, un cas de Pinard). Parfois aussi la constatation de trois centres de battements a fait faire le diagnostic.

Presque toujours l'accouchement a lieu avant terme. Toutefois, les enfants sont viables dans la moitié des cas et plusieurs trios ont atteint l'âge adulte.

L'hydramnios d'un ou plusieurs œufs est fréquent comme dans toutes les grossesses multiples.

Parfois un ou deux fœtus meurent au cours de la grossesse. Lambinon a rapporté un cas où, après expulsion d'un enfant normal de 3.200 grammes avec son placenta, furent expulsés un second placenta et deux fœtus momifiés et aplatis dont les cordons se rendaient à ce second placenta.

Orgler a suivi à sa consultation de nourrissons de la ville de Berlin 3 jumelles, Jeanne qui pesait 2.340 à la naissance, Marguerite 2.180 et Charlotte 1.670. Toutes trois reçurent le sein avec adjonction de biberons. A deux mois et demi elles avaient toutes trois l'occiput mou (craniotabes). A 5 mois Marguerite était devenu anémique et n'avait que moitié du taux normal d'hémoglobine tandis que les deux autres avaient 70 et 80 p. 100. A un an l'anémie avait augmenté. Jeanne avait 30 p. 100 d'hémoglobine, 3.500.000 globules rouges et 15.000 blancs; Marguerite 40 p. 100, 3.300.000 et 41.000. Charlotte 35 p. 100, 3.000.000 et 10.000. Jeanne présentait en outre des globules rouges à noyau et des myélocytes.

Il n'est pas étonnant que les trijumeaux aient tendance à l'anémie ferriprive plus encore que les bijumeaux, puisque c'est en trois qu'a été réparti l'excès de fer de la mère. Plus encore qu'aux bijumeaux, il importe de leur donner de bonne heure des aliments ou des médicaments ferrugineux, ce que n'avait pas fait Orgler.

Les *accouchements quadrigémellaires* sont très exceptionnels, 1 à 2 seulement sur 1.000.000 d'accouchements. Strassmann a relevé l'état civil de la ville de Berlin de 1825 à 1898 et trouve seulement 3 accouchements quadruples survenus pendant cette période pour 1.971.759 accouchements. Les quadruples portées se répartissaient ainsi : une fois 2 garçons et 2 filles; une fois 1 garçon et 3 filles; une fois 4 filles. Meckel pour la Prusse a trouvé, nous l'avons vu, un accouchement quadruple sur 371.126 accouchements.

Dubois donne le chiffre d'une grossesse quadruple sur 181.002 accouchements.

Tarnier a présenté à l'Académie de Médecine quatre jumeaux vivants nés d'un même accouchement. Le fait exceptionnel. Plus récemment quatre jumeaux sont nés à Vaugirard dont trois ont survécu.

Stépanoff a vu naître vivants 1 garçon et 3 filles de 2.250 grammes chacun avec un placenta unique de 1.750 grammes ; chacun avait une poche des eaux distincte, à parois épaisses ; la femme avait déjà eu 8 grossesses dont 2 gémellaires. Trois enfants survécurent.

Ausch a publié le cas d'une femme qui accoucha à six mois de grossesse : 1° de trois filles vivantes enfermées dans un même chorion avec un seul placenta ; 2° d'un enfant macéré porteur d'un bec-de-lièvre et d'une gueule-de-loup ayant son chorion et son placenta propre. Il s'agissait donc d'une grossesse quadrigémellaire bivitelline par 3 et 1. Sœmmering a publié l'observation de quatre filles jumelles dont une acéphale. De telles monstruosités sont toutefois exceptionnelles et le plus souvent les quatre jumeaux sont bien conformés.

Veit donne les statistiques des sexes sur 36 grossesses quadruples ; elles donnèrent 76 garçons et 68 filles ; soit 112 garçons sur 100 filles, chiffre très élevé ; 13 fois les grossesses étaient unisexuées, et 26 fois bisexuées, soit 33 p. 100 de grossesses unisexuées. Si toutes les grossesses étaient quadrivitellines, la proportion serait seulement de 12,5 p. 100. Si toutes les grossesses étaient univitellines, la proportion serait 100 p. 100. Mais jamais encore on n'a observé de grossesse quadruple univitelline. La proportion observée de 33 p. 100 permet de penser que le plus souvent l'univitellinité et la polyvitellinité se combinent pour causer les grossesses quadruples.

Les *accouchements quinquigémellaires* sont tout à fait rares. Volkmann en a observé un chez une femme de vingt-six ans dans la famille de laquelle deux accouchements gémellaires étaient déjà survenus. Elle-même avait déjà eu deux couches simples. Au sixième mois d'une troisième grossesse elle accoucha de quatre garçons et une fille. Il y avait trois sacs chorioniques distincts ayant chacun son placenta. Le placenta le plus volumineux donnait insertion à trois cordons. Il s'agissait donc d'une grossesse quinquigémellaire trivitelline par 3, 1 et 1.

Ribemont Dessaignes dans son traité d'Obstétrique mentionne dix faits en tout de grossesses quintuples observés jusqu'à ce jour. Il considère comme le seul cas authentique de *grossesse sextuple* le fait rapporté par Vassali en 1888 d'une femme enceinte pour la deuxième fois dont la matrice au quatrième mois de la grossesse atteignait le volume d'une matrice à terme. Elle expulsa à la fin du quatrième mois six fœtus, quatre garçons et deux filles qui pesaient ensemble 1.730 grammes, le plus gros pesait 305 grammes, le plus petit 240 grammes; le placenta unique donnait insertion à six cordons distincts. Le volume exagéré du ventre était donc dû à l'abondance du liquide plus qu'aux fœtus eux-mêmes. Les suites de couches furent normales.

Il **faut** toutefois y ajouter le fait relaté par Vortisch (*Munchener mediciniche Wochenschrift* 1903), relatif à une négresse.

Vortisch raconte qu'attaché comme médecin à une mission africaine allemande et se trouvant de passage à Christiansborg, il apprit que deux jours auparavant une femme de cette localité était accouchée de six jumeaux; il se rendit chez cette femme et sut qu'il avait été devancé par un missionnaire venu avec un appareil photographique pour photographier les nouveaux-nés. Une autre photographie avait déjà été prise antérieurement par un photographe noir. Le missionnaire raconta à Vortisch que, lorsqu'il était arrivé avec son instrument, il trouva aux alentours de la hutte une grande masse de population qui venait congratuler l'accouchée, constater le miracle ou apporter des présents. La foule était telle que le commandement s'était vu obligé d'apposer six gardes, un par enfant, dans la maison. Cinq nouveau-nés, enfants robustes, étaient couchés côte à côte; le sixième était déjà mort et enterré. Mais le missionnaire le fit déterrer et mit le petit cadavre à côté des cinq autres enfants et les photographia. Les cinq survivants moururent tour à tour dans les jours suivants. Il y avait cinq garçons et une fille. L'accouchée disait que c'était son sixième accouchement. Le premier avait été simple, le second double, le troisième quadruple, le quatrième triple, le cinquième simple. Le père n'était pas le même pour les trois premières grossesses et les trois dernières, ce qui prouve bien que la propension aux naissances multiples venait de la mère et non du père.

CHAPITRE X

JUMEAUX MONOAMNIOTIQUES
ET MONSTRES DOUBLES

Les jumeaux monoamniotiques; leurs rapports avec les
  monstres doubles.
Monstres doubles; classification de Geoffroy Saint-Hilaire;
  autositaires et parasitaires.
Monstres doubles autositaires; monstres à symétrie double
  et à symétrie simple; monstres viables; séparation
  chirurgicale. Rosa-Josepha; son accouchement; sa
  lactation.
Monstres doubles parasitaires; ablation chirurgicale du
  parasite.
Sexe des monstres doubles.

Nous n'avons jusqu'ici parlé qu'incidemment
d'une variété spéciale de jumeaux univitellins,
ceux qui se développent dans un même amnios.
On les observe très rarement. La règle est que
chaque jumeau ait sa poche des eaux particulière, même quand il s'agit de jumeaux univitellins; seulement, dans ces derniers cas, la
cloison séparant les deux poches des eaux est

mince parce qu'elle est simplement formée de deux amnios accolés, le chorion étant unique. Nous avons expliqué comment, le plus souvent, deux embryons formés sur un même œuf, ou même sur un même disque primitif (ou cicatricule), s'invaginent indépendamment l'un de l'autre de telle sorte que leurs amnios restent séparés.

Toutefois, si deux embryons se forment sur un même disque primitif à une distance très voisine l'un de l'autre, on comprend que, quand les amnios commencent à se former, ils se confondent l'un avec l'autre et que finalement les deux embryons se trouvent dans un seul et unique sac amniotique (fig. 2, p. 18).

Dareste a constaté *de visu* un tel processus sur les œufs de poule ; on sait que l'invagination de l'embryon d'où résulte l'amnios, débute par la région caudale, le pli du blastoderme qui se forme par suite de cette pénétration de l'extrémité caudale dans l'intérieur du jaune d'œuf forme un capuchon qui recouvre la partie postérieure de l'embryon et qu'on appelle le *capuchon amniotique caudal*. Du côté opposé se forme de même, un peu plus tard, un *capuchon amniotique céphalique*. Quand deux embryons se développent côte à côte, les capuchons voisins de même nom se confondent en gagnant latéralement, si bien que finalement une seule invagination amniotique contient les deux embryons. Dareste a saisi et figuré des embryons doubles à chacun des stades progressifs de ce processus.

Chez les mammifères, et en particulier chez l'homme, le mécanisme de formation de l'amnios est quelque peu différent, mais le résultat est identique ; deux embryons peuvent se développer sur un même disque primitif : Assheton a observé le fait sur un ovule de chèvre : s'ils sont très voisins l'un de l'autre, leur développement évolue de telle sorte qu'ils se trouvent à la formation de l'amnios enfermés dans un sac amniotique commun.

Une telle éventualité est pourtant rare. Dans les espèces animales les documents manquent. Dans l'espèce humaine, Holzapfel, en 1904, avait pu seulement recueillir 44 cas de gémellité mono-amniotique dans les observations publiées, ou dans les documents qu'il avait pu trouver dans les archives des services d'accouchements[1].

En 1912, Podzalvradsky pouvait seulement y ajouter 12 observations nouvelles dont une de Bar et une de Maygrier. L'observation personnelle de Podzalvradsky concerne une femme enceinte pour la 16e fois et qui accoucha de

---

1. C'est dire que le chiffre d'une grossesse mono-amniotique sur vingt grossesses monovitellines, donné par Ahlfeld dans son Traité des accouchements, est fantaisiste.

deux filles de 2.250 grammes et 47 centimètres
et 2.450 grammes et 46 centimètres, enfermées
dans une unique loge amniotique. Il faut y
joindre les cas récemment publiés de Abrams
(1920) et de Heil (1921).

Les jumeaux monoamniotiques sont en
somme très rares. Ils sont plus rares que les
monstres doubles eux-mêmes, et cela dans la
proportion de 1 à 2. Ils doivent être rapprochés des monstres doubles. Comme eux, ils
naissent sur un même disque embryonnaire,
mais dans le premier cas les lignes primitives
sont assez écartées l'une de l'autre pour qu'il
n'y ait pas contact entre les deux embryons au
cours de leur développement. Le cas contraire
aboutit à la fusion partielle des embryons dans
la zone de contact et par conséquent à la monstruosité double[1].

1. Les rapports entre la gémellité et la monstruosité double
sont mis en relief par les observations montrant l'alternance
des deux anomalies dans la même famille, ou même dans la
descendance de la même femme.

Ainsi MM. Dujol et Legros ont publié dans la *Loire médicale*
de juin 1922 la description d'un monstre déradelphe intéressante par elle-même, mais en outre par ce fait que la même
femme avait deux ans auparavant accouché de deux jumelles
normales, et qu'en outre la mère de son mari était jumelle.
Antérieurement à la naissance du monstre double, la gémellité avait donc existé dans la fratrie, et provenait vraisemblablement de la lignée du mari.

Le Dr Bohm qui a publié l'observation d'un monstre double
xyphopage mis au monde par sa propre femme, avait antérieurement eu de cette même femme deux couples de jumeaux.

Ce n'est qu'au moment de l'accouchement qu'il est possible de constater qu'il s'agit d'une grossesse monoamniotique; le second enfant se présente immédiatement après l'expulsion du premier sans nouvelle poche des eaux, et après l'expulsion on peut constater l'absence de toute cloison divisant l'œuf, et l'existence de deux cordons qui s'insèrent indépendamment sur le même placenta; quelquefois même, les deux cordons se réunissent avant de se terminer dans le placenta (cordon en **Y**).

L'accouchement monoamniotique expose plus facilement que le biamniotique à l'accrochage des deux fœtus, et aux accidents dus aux nœuds formés par les cordons, soit entre eux, soit autour du cou ou d'un membre d'un des fœtus. De tels accidents dus aux cordons peuvent aussi se produire en cours de grossesse et provoquer la mort d'un des fœtus.

Une proximité encore plus grande de deux

Verey, cité par Martin dans son *Histoire des monstres* (1880), aurait également vu un exemple de monstre double né d'une mère qui avait antérieurement eu des jumeaux.

Toutefois la plupart des monstres doubles ont eu des frères ou sœurs non jumeaux et tout à fait normaux; le xyphopage connu sous le nom de « frères siamois » avait 22 frères et sœurs tout à fait normaux et non jumeaux. Mais la mère de l'hétéradelphe de Lugeol (*Gazette hebdomadaire des sciences médicales de Bordeaux*, 1904, p. 135) aurait eu, outre neuf enfants non jumeaux, deux fois un sternopage.

embryons jumeaux sur un même disque embryonnaire aboutit à une soudure plus ou moins étendue.

Les deux jumeaux ainsi soudés constituent ce qu'on appelle un monstre double. Une soudure peu étendue et portant sur des parties peu vitales n'empêche pas la vitalité de l'être double ; c'est le cas réalisé chez les « frères siamois » et sujets analogues. Dans beaucoup d'autres cas, la soudure beaucoup plus complète ne permet guère la survie, même si le monstre échappe aux difficultés que sa duplicité oppose à son expulsion du sein maternel.

Selon les variétés d'orientation réciproque des deux embryons lors de leur soudure, ils se soudent par telle ou telle région, et selon qu'ils sont plus ou moins rapprochés, la soudure est plus ou moins étendue. De là un grand nombre de variétés différentes de monstruosités doubles qui ont été classées par Isidore Geoffroy Saint-Hilaire. Cette classification est restée classique. Sans entrer dans la description détaillée des diverses variétés de monstres doubles, ce qui prendrait un fort volume, nous devons cependant donner une idée des grandes lignes de cette classification.

Il faut tout d'abord classer à part les cas dans lesquels un des deux jumeaux s'est incomplètement développé, cas semblable à celui des jumeaux acardiaques et n'en diffèrent que par la soudure de l'acardiaque avec le jumeau voisin ; de tels monstres doubles portent le nom de *monstres doubles parasitaires*. Nous en reparlerons plus loin.

Les monstres doubles dans lesquels les deux composants sont au contraire également développés portent le nom de *monstres doubles autositaires*. Isidore Geoffroy Saint-Hilaire avait remarqué que la soudure réunit toujours les parties homologues. C'est ce qu'on a appelé la *loi de soudure des parties similaires* ou *loi d'affinité de soi pour soi*. Cette loi n'est sujette qu'à de rares exceptions. Dareste a toutefois montré que la soudure des parties similaires ne résulte pas d'une affinité mystérieuse, mais simplement de ce que, les embryons se developpant côte à côte, les parties similaires se trouvent naturellement au même niveau. Quand les embryons s'invaginent du fait du développement de l'amnios commun, chacun d'eux tend, selon ce qui se passe dans le développement normal, à se placer incliné sur le côté ; mais, -normalement, l'embryon isolé s'incline sur son côté gauche, côté sur lequel fait saillie l'anse cardiaque. Au contraire, quand deux embryons sont placés dans le même sac amniotique, quand l'un s'incline sur son côté gauche comme normalement, le voisin, par des raisons méca-

niques, tend à s'incliner sur son côté droit.
Ils tendent donc à se faire face. Si leur proximité est grande, ils se calent l'un l'autre, l'incli-

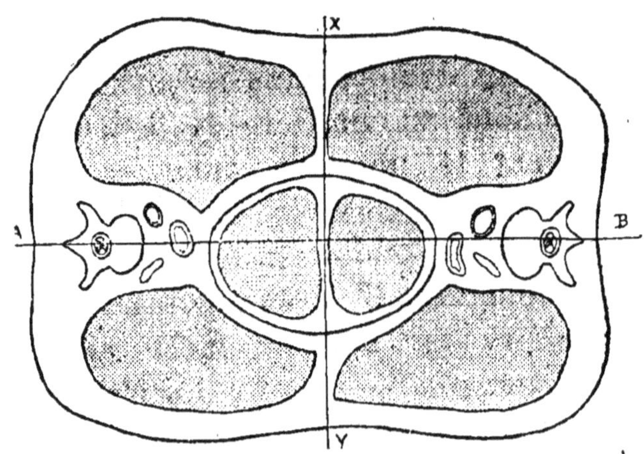

Fig. 12. — Coupe horizontale du thorax d'un monstre double à deux plans de
symétrie, dont les deux sujets composants sont soudés par la région sternale
(sternopages).

X Y plan de soudure, premier plan de symétrie.

A B plan perpendiculaire au premier, deuxième plan de symétrie.

Les quatre parties grisées, aux quatre coins, représentent la coupe des quatre
poumons.

Les deux parties grisées restantes, au centre, représentent la coupe des deux
cœurs enfermés dans un péricarde commun.

A droite et à gauche, coupe d'une vertèbre, et devant chaque vertèbre, coupe
de l'aorte, de l'œsophage et de la grande veine azygos.

Remarquer que dans le sujet de gauche (à droite de la figure), l'aorte est à
droite et par conséquent inversée.

naison est incomplète, et c'est par leur région
antérolatérale que leurs troncs viennent en
contact. Si au contraire la soudure est plus tar-
dive, les deux embryons ont le temps, avant
d'être immobilisés par leur soudure même, de

s'incliner complètement sur leur flanc, ils se font alors directement face et le monstre double a deux plans de symétrie (fig. 12 et 13), l'un

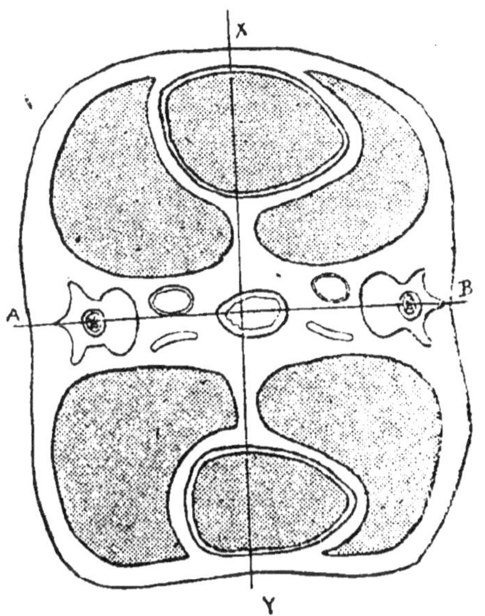

Fig. 13. — Même disposition que fig. 12, mais avec fusion plus profonde (thoracopages).

Il existe encore quatre poumons et deux cœurs ; mais chacun de ces derniers est formé par la réunion de deux moitiés provenant chacune d'un sujet différent.

Les deux œsophages sont fusionnés en un seul qui occupe le centre de la figure, au croisement des deux plans de symétrie. La position des aortes montre qu'ici comme fig. 12, il y a inversion viscérale chez le sujet de gauche (à droite de la figure).

AB passant par les deux colonnes vertébrales, l'autre XY perpendiculaire au premier et se confondant avec le plan de soudure. Au contraire, dans la soudure latérale (fig. 14), il n'y a qu'un plan de symétrie, le plan de soudure XY ; les deux plans sagittaux AB, A'B', de l'un et l'autre jumeaux, au lieu d'être dans le prolongement l'un de l'autre, comme dans le

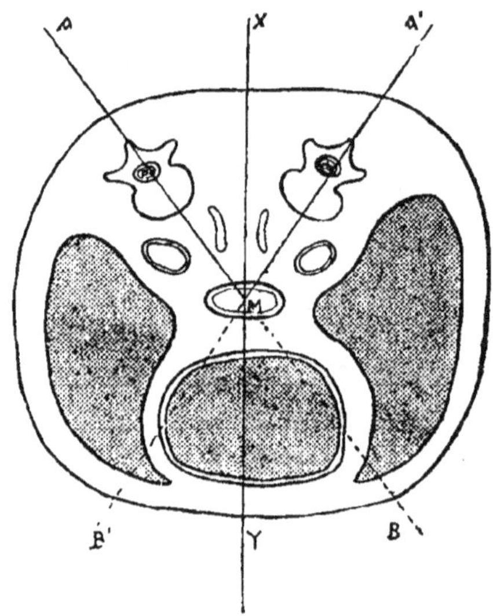

Fig. 14. — Coupe du thorax d'un monstre double par fusion latérale du thorax de deux sujets.

Il n'y a plus ici qu'un seul plan de symétrie X Y répondant au plan de soudure. Les plans antéropostérieurs médians de chaque sujet se coupent à angle. Il n'y a plus que deux poumons, un pour chaque sujet, et un seul cœur provenant pour moitié de chaque sujet. Il y a un seul œsophage, occupant le centre de la figure en M. Il y a inversion viscérale d'un des deux sujets.

cas précédent, font entre eux un angle dièdre en AMA'.

Le fait qu'un des embryons s'est incliné sur son côté droit explique que cet embryon puisse être parfois atteint d'*inversion viscérale*, et ait le cœur à droite, le foie à gauche, l'appendice à gauche, la rate à droite. Cette transposition des viscères chez l'un des jumeaux explique que les organes similaires se trouvent vis-à-vis et peuvent se souder, ce qui a pour conséquence que l'union des parties similaires existe, non seulement pour les organes médians et pour les organes pairs et symétriques comme ceux de la cavité cranienne, mais aussi pour les organes impairs et dyssymétriques de la cavité thoraco-abdominale. C'est un point des plus curieux de l'organisation de certains monstres doubles. Il a donné lieu à bien des controverses plus ou moins inspirées par des idées finalistes, du reste incompréhensibles quand il s'agit de sujets non viables. Il s'explique pourtant naturellement par l'évolution nécessaire du double sujet.

La fusion est plus ou moins étendue si bien que, dans certains cas, il s'agit de deux sujets dont la fusion consiste uniquement en un pont de substance susceptible d'être supprimé par une opération chirurgicale; dans des cas in-verses, la fusion est si complètement réalisée qu'on a peine à croire qu'il s'agit réellement d'un monstre double comme chez ces sujets dont la duplicité se manifeste uniquement par une ébauché d'organes supplémentaires au milieu de la face (troisième orbite médiane rudimen-taire, ou double cloison nasale avec troisième narine médiane). Entre les deux est toute la série des monstres doubles en **X**, en **Y**, en *y* grec renversé **⅄** (appelés aussi en *lambda* du nom de la lettre grecque λ qui figure assez bien un *y* grec renversé) : en **X**, c'est-à-dire soudés par le tronc mais ayant deux têtes et quatre (ou au moins trois) jambes ; en **Y**, c'est-à-dire uniques en bas (deux jambes) et distincts en haut (deux têtes) ; en **⅄**, c'est-à-dire uniques en haut (une seule tête) et doubles en bas (quatre jambes).

Geoffroy Saint-Hilaire a proposé pour la série de ces monstres des dénominations universellement adoptées. La variété de monstruosité double est, sauf quelques exceptions, désignée par un nom composé dont la première partie désigne le point du corps où existe la soudure, et dont la seconde partie est un des trois mots grecs voulant dire frères ou jumeaux : *adelphe* pour les monstres en **⅄**, *dyme* pour les monstres en **Y**, *page* pour les monstres en **X**. Ainsi *xiphopages* désigne les monstres en **X** soudés par la région xiphoïdienne, c'est-à-dire par l'épigastre ; *atlodyme*, les monstres en **Y** soudés par la région de l'atlas, c'est-à-dire ayant deux têtes sur un seul cou et un tronc unique ; *iléadelphe*, les monstres en **⅄** soudés par la région iliaque, c'est-à-dire ayant une seule tête, un tronc avec un bassin double et trois ou quatre membres inférieurs.

D'une façon générale, les monstres en **X** sont

groupés sous le nom de *Tératopages*, les monstres en **Y** sous le nom de *Tératodymes*, les monstres en **ʎ** sous le nom de *Tératadelphes*.

Dans les monstres à double symétrie, les deux colonnes vertébrales, quelle que soit la hauteur de la soudure restent toujours à l'opposé l'une de l'autre et complètement indépendantes. Les parties antérieures du corps depuis le sommet de la tête jusqu'à l'anus peuvent au contraire venir à coalescence, non pas comme dans l'embryologie normale, avec leurs symétriques du côté opposé, mais bien avec les parties similaires de l'embryon jumeau. Cette coalescence est plus ou moins étendue. Limitée aux régions sus-diaphragmatiques, elle a pour conséquence la formation des curieux monstres appelés *janiceps* (fig. 15) qui ont deux troncs distincts munis chacun de ses quatre membres, et une seule tête ayant, comme le dieu romain Janus, deux faces opposées l'une à l'autre, chacune d'elles appartenant pour moitié à chacun des sujets composants.

Ces sujets sont en somme constitués comme si la face des deux sujets situés en regard l'un de l'autre avait été fendue selon le plan sagittal médian jusqu'à la rencontre de la paroi postérieure et supérieure du pharynx et des fosses nasales, et comme si les deux parois de la fente ainsi ouverte avaient été écartées latéralement à angle droit, puis mises en contact et

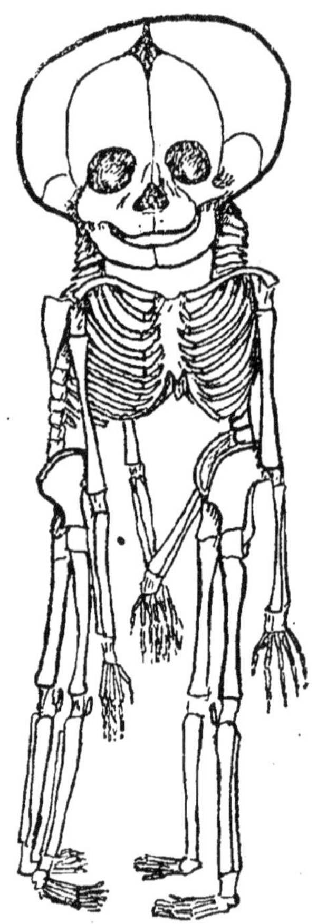

FIG. 15. — Monstre double *janiceps*.

Chaque face et chaque sternum appartient par moitié à chacun des deux sujets composants.

Sur la figure, on ne peut voir qu'une face et qu'un sternum ; l'autre face et l'autre sternum. complètement identiques, seraient visibles en retournant complètement le double sujet.

soudées avec les parois similaires du sujet opposé.

Mais pour bien comprendre ce qui s'est passé

il est nécessaire de se rappeler que la face, front compris, se forme par des bourgeons multiples nés au pourtour du pharynx primitif, bourgeons qui, quand le sujet est unique, progressent en avant d'abord, puis en dedans, de façon à se réunir avec leurs similaires du côté opposé et à fermer en avant les cavités de la face, bouche, fosses nasales et orbites.

Quand deux têtes d'embryon se trouvent très rapprochées en regard directement l'une de l'autre, les bourgeons, au lieu de se rencontrer avec les similaires appartenant au même sujet, se rencontrent avec les similaires du second sujet; au lieu de fermer la face en avant, ils la ferment de chaque côté en constituant pour les deux têtes un pharynx commun. Le schéma de la figure 16 rend compte de ce mécanisme. On voit qu'il se constitue une face de chaque côté du plan médian XY, chaque moitié de chacune de ces faces est formée par un sujet différent.

Supposons maintenant que l'inclinaison des deux fœtus à la surface de l'œuf ait été incomplète parce qu'ils étaient encore plus rapprochés que les précédents. Alors, nous le savons, les plans sagittaux médians de chaque sujet ne se confondent plus en un même plan (AB des fig. 12 et 13); ils constituent deux plans distincts (AB et A′B′ de la fig. 14) se coupant à angle plus ou moins ouvert. Les choses se passent pour la face (fig. 17) comme pour le thorax. Dans ce cas la face située du côté AYA′ se constitue bien comme précédemment; mais du côté AXA′ les bourgeons sont en contact si prématurément qu'ils sont soudés avant d'avoir pu croître et toute une portion plus ou moins large de la

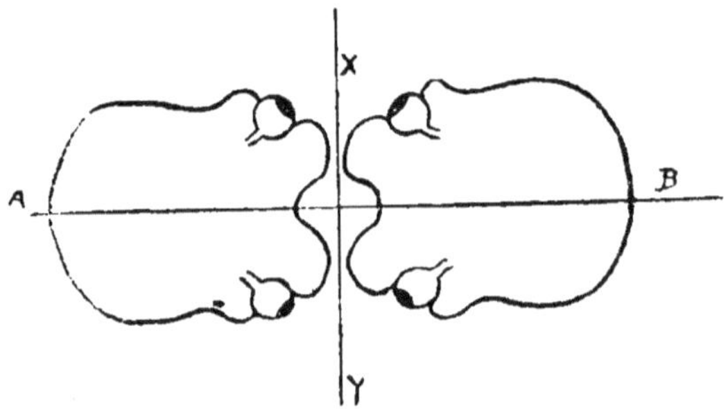

Fɪɢ. 16. — Figure schématique montrant comment se réalise la formation de chaque face chez les monstres doubles *janiceps*.

Les deux faces de chaque sujet sont en regard avant que les bourgeons faciaux se soient soudés. Au lieu de se souder l'un à l'autre sur la ligne médiane de chaque sujet selon le processus normal, ils vont auparavant arriver, du fait de leur croissance, en contact avec le bourgeon correspondant de l'autre sujet et se souderont avec ce bourgeon.

partie médiane de la face fait défaut par manque de croissance si bien que, de ce côté, le nez peut faire défaut et les yeux être confondus en un seul (monstres *iniopes* de la classification de Geoffroy Saint-Hilaire) ou même les yeux et le nez font complètement défaut, la bouche est très réduite ou manque, et les oreilles plus ou moins fusionnées en une seule occupant le milieu d'une face minuscule (monstres *synotes* de Geoffroy

Saint-Hilaire). Si le processus était poussé à l'extrême tout indice de face serait même supprimé du côté X où la duplicité pourrait ne se manifester uniquement que pour une duplicité d'axes vertébraux très rapprochés. Mais un tel cas ne peut se constituer que chez des embryons

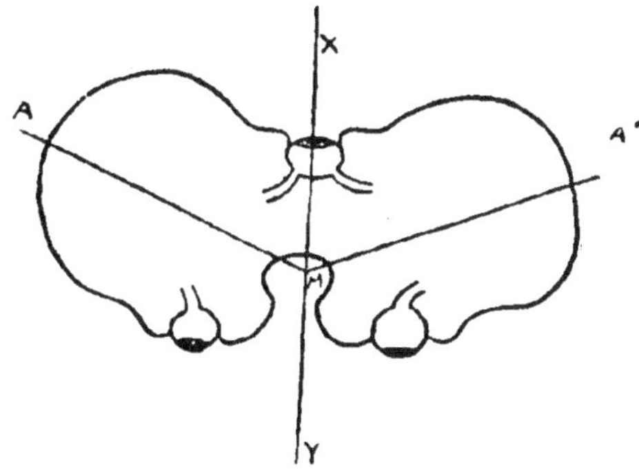

Fig. 17. — Même processus que fig. 16, mais l'inclinaison des deux sujets sur le côté est restée incomplète, parce que, très rapprochés, ils sont venus en contact avant que l'inclinaison soit complètement effectuée. La soudure sur une des faces a été très précoce, et du fait de la soudure des deux régions oculaires, un seul œil a pu s'y développer (monstres doubles *iniopes*).

si rapprochés à leur extrémité céphalique que les thorax eux-mêmes ne peuvent échapper à la fusion. Il en est ainsi chez les *déradelphes* de la classification de Geoffroy Saint-Hilaire, qui n'ont qu'une seul tête, supportée sur une colonne vertébrale double à partir de la région cervicale. Si la fusion descend encore plus bas, et de plus en plus, on a les types *thoradelphe, iléadelphe, synadelphe* de Geoffroy Saint-Hilaire, monstres en *y* renversé (Λ), à une seule tête et à deux bassins ou au moins à bassin double et à quatre ou au moins trois jambes.

Mais je n'insiste pas sur ces monstres chez qui la fusion est poussée si loin qu'il en résulte des troubles d'organisation tout à fait incompatibles avec une vie tant soit peu prolongée. Il en est de même le plus souvent dans les fusions étendues à partir de la partie inférieure du tronc, monstres en **Y**, à deux têtes et un seul bassin, et à quatre ou au moins trois bras que Geoffroy Saint-Hilaire nomme *psodyme, xiphodyme, dérodyme, atlodyme, iniodyme, opodyme,* selon que la fusion remonte jusqu'au psoas (reins), jusqu'à la région xiphoïdienne (creux de l'estomac), jusqu'au cou, jusqu'à l'atlas, jusqu'à la nuque, jusqu'à l'occiput.

On a bien observé, il est vrai, chez les animaux domestiques, chez le veau en particulier, quelques monstres à deux têtes sur un seul tronc, atlodymes ou dérodymes, voire psodymes, ayant vécu. Dans l'espèce humaine, le seul cas analogue est celui de Ritta-Christina, née en Sardaigne en 1829, qui vécut jusqu'à 8 mois. Le corps était double du vertex au thorax, simple au-dessous (thoracodyme). Il existait deux cœurs dans un seul péricarde, mais l'un de ces cœurs était malformé ce qui produisait la cyanose de la tête correspondante et a contribué à empêcher la prolongation de la survie.

C'est parmi les monstres en **X**, ou *tératopages*, que se trouvent les monstruosités doubles véritablement compatibles avec la vie et par suite les plus intéressantes à étudier.

Dans ces monstres en **X**, les têtes restent indépendantes, les sujets sont adhérents soit par une portion plus ou moins étendue de la partie sus-ombilicale du tronc, soit par une portion plus ou moins grande de la partie sous-ombilicale.

Quand la fusion se fait par toute la partie sus-ombilicale du tronc, il se produit sur les parties latérales pour les parois costo-sternales ce qui, chez les janiceps, se produit pour les faces. Ces monstres appelés *thoracopages* ont leurs dos à l'opposite l'un de l'autre, et sur le thorax fusionné, il existe deux poitrines latérales, le sternum de chacune d'elles appartenant pour moitié à chacun des sujets composants. Il existe en général un cœur derrière chaque sternum, et un des sujets est atteint d'inversion viscérale. La coupe transversale d'un tel thorax donne alors la conformation représentée figure 13. Assez souvent, mais non toujours, il existe des anomalies vasculaires mal compatibles avec une longue prolongation de la vie après la naissance.

Il n'en est pas de même des monstres doubles à union thoracique moins complète, en particulier de ceux dont les deux sujets constituants viennent en contact par la partie latérale du thorax (*ectopages*) et surtout ceux qui adhèrent par une portion de la face antérieure du thorax limitée à la partie inférieure du sternum (*sterno-pages*) ou à l'épigastre (*xiphopages*). Entre l'ombilic et la partie supérieure de la fusion, les cavités péritonéales et thoraciques communiquent plus ou moins largement. Un pont de substance hépatique joint le plus souvent les foies des deux individus; les cavités péricardiques sont parfois unies par une communication, mais les cœurs et les gros vaisseaux sont distincts, ce qui assure une vie indéfinie.

Aux sternopages appartenaient les sœurs Maria-Rosalina étudiées par Porak; aux xipho-pages, les frères siamois Chang-Eng, si fameux au siècle dernier, qui vécurent de 1811 à 1874; les frères chinois Tang-Seng étudiés par Vaschide et Vurpas, quand ils avaient 15 ans (1902); les sœurs Madeleine-Suzanne, nées à Châlons-sur-Marne en 1913, présentées l'année suivante à l'Académie de Médecine par M. Le Filliâtre.

Les sternopages et plus encore les xipho-pages peuvent être libérés par opération san-glante. Mais celle-ci n'est pas sans risque. Ce n'est pas l'adhérence osseuse qui constitue un obstacle, mais le pont de substance hépatique parfois riche en veines sus-hépatiques béantes, ainsi que l'ouverture nécessaire du péricarde et quelquefois de la plèvre. Aussi tout d'abord, ce fut seulement quand l'union était très restreinte que la séparation put être couronnée de succès.

Konig, dès 1689, opéra avec succès les sœurs Elisabeth-Catherine Meyerin en plaçant sur le pont de jonction une ligature progressivement serrée et en sectionnant ensuite au bistouri le pont et le cartilage qui en occupait la partie supérieure. Il est à croire que ce beau succès tint à ce que les foies n'étaient pas fusionnés dans ce cas (Ephémérides des curieux de la nature pour l'année 1689).

En 1866, le Dr Bohm, de Gunzenhausen, opéra ses propres filles. L'union était très peu étendue. Il n'y eut à couper que la peau, l'appendice xyphoïde cartilagineux, et du tissu cellulaire contenant quelques vaisseaux. Les cavités du corps ne communiquaient pas l'une avec l'autre. Cependant l'une des fillettes succombait le troisième jour après l'opération, l'autre survivait encore cinq ans après.

En 1882, Biaudet et Bugnion, chirurgiens suisses, tentent de séparer le xiphopage Marie-Adèle, mais un petit pont de foie de 3 centimètre de diamètre empêcha le succès de l'opération.

Ultérieurement, la découverte de l'anesthésie, de la forcipressure et de la méthode antiseptique permirent d'oser beaucoup plus et de séparer avec succès des sujets très fortement unis. Chapot-Prévost, professeur à la Faculté de Médecine de Rio-de-Janeiro, présenta en 1900, à l'Académie de Médecine de Paris, le cas du sternopage Maria-Rosalina. Il s'agissait de deux fillettes unies par un large pont de substance de 15 centimètres de haut, 10 centimètres de large et 41 centimètres de circonférence, depuis le niveau du quatrième espace intercostal jusqu'à l'ombilic. Un premier chirurgien avait tenté de les séparer, mais en constatant qu'un très large pont de foie unissait les deux sujets, il avait refermé l'incision sans achever l'opération. Les deux fillettes se ressemblaient absolument et se faisaient face complètement. Elles auraient été tout à fait symétriques si, faisant habituellement face du même côté, il n'en était résulté un certain aplatissement de la face et du crâne du côté gauche chez Rosalina et du côté droit chez Maria. Maria était normalement conformée. Rosalina avait le cœur à droite et on peut supposer chez elle une inversion viscérale complète. Les deux enfants étaient par une union aussi intime gênées pour la marche; elles ne pouvaient s'asseoir que dans une position très fatigante qu'elles ne pouvaient longtemps conserver, et le décubitus dorsal était lui-même incomplet et le sommeil s'en ressentait. Pourtant, les physiologies restaient bien distincte s le pouls, la température pouvaient différer, et l'une des fillettes pouvait être malade sans que l'autre s'en ressentit ; les substances absorbées par l'une étaient pourtant retrouvées à peu près également et aussi rapidement dans les urines de l'une et de l'autre, ce qui prouvait que les deux circulations communiquaient largement.

L'opération, faite quand elles eurent atteint sept ans, montra une union intime des foies ; il fallut sectionner un pont hépatique de section demi-circulaire de 8 centimètres de large sur 6 centimètres de hauteur. On y était préparé ; ce fut réalisé sans incident ; mais l'opération fit inciser aussi le péricarde commun, et un prolongement de la plèvre gauche de Maria qui pénétrait jusqu'à plusieurs centimètres au delà du plan de soudure. Il en résulta la pénétration de l'air dans la plèvre de Maria. Celle-ci succomba au sixième jour de l'opération, tandis que Rosalina survécut et put être présentée à l'Académie de Médecine de Paris. L'autopsie de Maria montra qu'elle avait succombé, non à l'entrée de l'air dans la plèvre, mais à une péricardite avec épanchement.

Les deux sœurs hindoues Radica-Doodica opérées par Doyen étaient unies moins intimement que les précédentes. Le pont d'union avait 10 centimètres de haut, 8 de large, 28 de circonférence de la base de l'appendice xiphoïde à l'ombilic. Elles étaient beaucoup moins gênées que les précédentes par leur union et, comme, d'autre part, elles étaient exhibées dans un but de lucre, leurs barnums ne tenaient nullement à les laisser opérer. Mais Doodica fut gravement atteinte de tuberculose pulmonaire; elle risquait d'empoisonner et d'infecter sa sœur et de l'entraîner dans la mort. Elle succomba en effet, peu après la séparation chirurgicale, aux progrès de sa tuberculose. Radica survécut.

Enfin le Dr Le Filliâtre a séparé avec succès deux sœurs nées en novembre 1913 à Châlons-sur-Marne et unies par un pont allant de la base de l'appendice xiphoïde à l'ombilic.

Quand la coalescence se fait par la partie sous-ombilicale du tronc, le mode de fusion reste le même. Seule la partie fusionnée diffère. La paroi abdominale et les symphyses pubiennes sont soudées. Le reste du tronc, la tête, les quatre membres appartiennent en propre à chacun des sujets. Mais il y a un bassin unique double. Chaque pubis au lieu de se réunir sur la ligne médiane à son congénère du côté opposé se réunit latéralement à celui de l'autre fœtus. Il y a donc dans ce double bassin deux sacrums, quatre os iliaques et deux symphyses pubiennes, ces dernières appartenant par moitié à chacun des deux sujets. Un tel monstre double a reçu le nom d'*Ischiopage*.

Comme le bassin, les parties molles qui le

recouvrent, au lieu de s'unir sur la ligne
médiane à leurs congénères, s'unissent latéralement aux parties similaires du second sujet.
De même que chacune des faces du janiceps est
formée par la coalescence de deux moitiés appar-

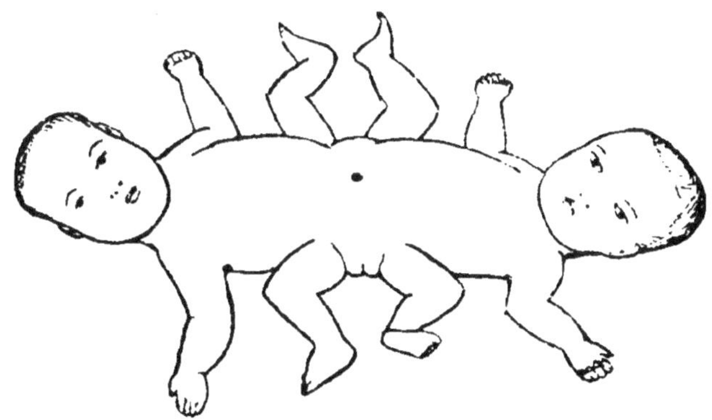

Fig. 18. — Monstre double ischiopage.

Les deux fillettes sont soudées par le bassin. Il y a un seul bassin double,
formé de quatre moitiés dont chacune, au lieu de se souder à la moitié correspondante du même sujet, s'est soudée à la moitié similaire du sujet jumeaux.

tenant chacune à un des sujets, de même sous
chaque symphyse pubienne les organes génitaux appartiennent par moitié à chacun des
sujets.

La figure 18 qui représente un ischiopage
nouveau-né femelle étudié par le Dr Marcel
Baudoin donne une idée de la constitution des
ischiopages. En somme on obtiendrait un ischiopage parfait en sectionnant selon le plan médian,
de l'ombilic à l'anus, deux sujets de même âge

et de même sexe, par une section comprenant la paroi abdominale, la symphyse pubienne, les organes génitaux externes, le périné, la vessie, l'urèthre, les deux tiers antérieurs du vagin (s'il s'agit de sujets femelles), et la paroi anté- rieure du rectum; puis en écartant à 90° cha- cune des deux tranches de section pour la souder à la tranche correspondante de l'autre sujet. Dans un monstre double ischiopage il y a donc les éléments au complet de deux sujets parfaits.

Il faut rapprocher des monstres ischiopages les monstres pygopages, particulièrement inté- ressants car ils peuvent être viables et atteindre l'âge adulte; l'un d'eux, Rosa-Josepha, a même pu devenir enceinte dans sa moitié Rosa, et ce qui s'est passé pendant la grossesse, les suites de couches et l'allaitement a été très digne d'in- térèt. Mais il est nécessaire pour le bien com- prendre, de bien connaître la constitution de tels êtres.

Les *pygopages* sont, sur une de leurs faces, dite face antérieure, conformés absolument comme les ischiopages, c'est-à-dire que les deux sujets composants, normaux dans leur partie sus-ombilicale, ainsi que dans leurs membres inférieurs sont fusionnés de telle sorte que de ce côté un hypogastre, une éminence pubienne, un clitoris, une vulve, un périné apparaissent, qui appartiennent par moitié à chacun des sujets composants. Jusqu'ici tout est semblable à ce qui existe chez les ischiopages. Mais regardons la face opposée, dite face postérieure, sur celle-ci les deux sacrums et les deux coccyx sont très rapprochés l'un de l'autre et partiellement confondus. Il n'y a plus entre eux de place pour une vulve de même que chez les céphalopages iniopes (fig. 17 ; il n'y a plus place pour un nez.

En réalité, la vulve n'a pu se produire que sur une seule face parce que les deux embryons, plus rapprochés au niveau de leurs futurs bassins que dans le cas précédent, n'ont pas exécuté une conversion aussi étendue. Les deux embryons ne se regardent plus face à face, mais un peu par côté ; il n'y a plus qu'un plan de symétrie, le plan de soudure ; le second plan de symétrie qui passe chez les ischiopages par les deux colonnes vertébrales n'existe plus ; le plan sagittal de chaque fœtus n'est plus en continuité avec celui de l'autre fœtus ; ces plans se coupent à angle et les moitiés internes de chaque fœtus sont incomplètes.

Il n'en est ainsi que tout à fait à la partie inférieure du tronc. Rosa et Josepha avaient bien encore chacune son utérus propre avec ses trompes et ses ovaires, sa vessie propre, son colon propre ; mais elles n'avaient qu'une vulve située latéralement relativement à chacun des sujets, qu'un vagin bifurqué en deux dans la profondeur et conduisant à deux cols utérins, qu'un clitoris, qu'un anus menant dans un rectum qui ne tardait pas à se bifurquer de la même façon que le vagin, qu'un orifice uréthral menant dans un urèthre, bifurqué comme le vagin et le rectum.

Quelle a pu être la vie sexuelle de cette double femme? L'existence d'une vulve commune et d'un clitoris commun, appartenant par moitié à chacune d'elles et susceptibles de transmettre en même temps au cerveau de chacune d'elles les sensations locales, explique qu'au point de vue sexuel physique un accord excellent pouvait régner entre les deux parties du double être, bien que chacune ait son cerveau propre, ses pensées propres, sa volonté propre, ses désirs propres. Mais l'influence du physique sur le moral a dirigé ces désirs sur un même objet et Rosa est devenue enceinte.

Le professeur Pitha, de la clinique gynécologique de Prague, a étudié Rosa-Josepha au point de vue qui nous occupe. Voici ce qu'il a constaté : les deux sœurs éprouvent avec la même intensité les sensations venant du clitoris. Les grandes et les petites lèvres leur donnent aussi des sensations communes, mais qui sont plus vivement éprouvées par celle du côté de laquelle se trouve la lèvre touchée. La sensibilité de la partie inférieure du vagin est perçue par les deux sœurs d'une manière absolument égale, ainsi que les sensations de l'éperon qui constitue la bifurcation du vagin. Mais si après avoir dilaté au spéculum la partie antérieure du vagin, on explore successivement chacune des parties de la partie supérieure bifurquée, on constate que, dans chacune d'elles, la sensibilité de la paroi qui n'est pas commune est exclusivement personnelle.

Rosa devint seule enceinte, peut être parce que le séducteur pénétrant par la porte commune et se trouvant en face d'un double couloir pénétra dans celui dans la direction duquel le hasard l'avait placé et qui se trouva être celui de Rosa. Josepha continua d'être réglée jusqu'à la huitième semaine qui précéda l'accouchement de sa sœur. Celle-ci sentit seule les mouvements de l'enfant pendant la grossesse, ainsi que les douleurs de contraction utérine pendant l'accouchement. Mais lors de la dilatation vulvaire, Josepha partagea la souffrance de Rosa. L'accouchement se fit du reste sans aucune difficulté ce qui se comprend puisqu'en somme le bassin était anormalement large.

Pendant la grossesse de Rosa, les seins des deux sœurs s'étaient également hypertrophiés; la sécrétion s'établit plus vite et plus abondamment chez Rosa qui était du reste plus fraîche, plus grasse, plus forte d'apparence, quoique plus petite de taille que sa sœur. Pendant les jours qui ont suivi l'accouchement la température fut un peu plus élevée chez l'accouchée que chez sa sœur.

L'existence de la sécrétion lactée chez Josepha, comme chez sa sœur, prouve que la mise en action de la glande mammaire n'est pas due à des réflexes partis de l'utérus, mais bien à des sécrétions internes, originaires sans doute soit du corps jaune de grossesse, soit du contenu utérin, mais agissant par passage dans le sang et par suite ayant pénétré aussi bien dans l'organisme de Josepha que dans celui de sa sœur. Il est à remarquer que la lactation s'était préparée chez Josepha dès les premiers temps de la grossesse par l'hypertrophie des seins, et que pourtant la menstruation avait persisté chez elle, preuve qu'il n'y a pas relation directe entre les deux phénomènes.

Cet exemple montre comme l'étude des monstruosités, peu importante par elle-même vu la grande rareté des sujets atteints, est néanmoins très fructueuse par la clarté qu'elle projette sur des phénomènes dont l'étude des sujets normaux n'éclaire pas le mécanisme. Cela confirme bien ce que disait l'initiateur de la science moderne, R. Bacon : « Les faits exceptionnels font pénétrer dans les profondeurs et l'unité de la nature et servent ainsi à découvrir les germes, c'est-à-dire les natures communes que délimitent ensuite des différences vraies. Il ne faut pas s'arrêter dans cette étude avant que les propriétés et les qualités découvertes dans ces êtres, qui peuvent passer pour des miracles de la nature, n'aient été ramenées et comprises sous quelque forme et loi certaine, de telle sorte que l'on découvre que toute irrégularité ou singularité dépend de quelque forme commune, et que ces miracles consistent seulement dans de certaines différences spéciales, dans des degrés et un concours unique de propriétés et non dans l'espèce même et le fond de l'être. Il faut faire grand cas de ces sortes de faits parce qu'ils aiguisent et vivifient les recherches et portent remède à l'intelligence gâtée par la coutume et les faits ordinaires ». (Bacon, *Novum organum*, livre II, aphorisme 28.)

Une **variété** spéciale, mais bien curieuse, de monstres doubles a été décrite par le Dr Linke (de **Wiederau**) sous le nom de *pantopage*. A un examen superficiel, son sujet ne paraissait présenter rien de particulier. Mais le sternum était démesurément large ; dans le dos existaient deux séries voisines d'apophyses épineuses, le sacrum et le coccyx étaient uniques mais élargis ; un

examen plus approfondi montra que les vertèbres étaient doubles depuis le sacrum jusqu'à la
troisième cervicale : l'axis et l'atlas étaient simples
mais très élargis : la moitié droite du sujet, qui
vécut jusqu'à quinze ans, était plus forte et plus
volumineuse que la gauche ; la bouche s'étendait plus loin à droite qu'à gauche ; le bras
droit était plus long que le gauche ; la moitié
droite du dos était atteinte d'ichtyose et la
moitié gauche était normale ; il existait entre les
deux pariétaux et les deux moitiés du frontal des
os médians intercalaires. L'auteur couclut, et il
paraît bien avoir raison, qu'un tel sujet est un
monstre double dont chaque individu est presque
complètement réduit à la moitié de son corps,
si bien que la réunion de ces deux moitiés forme
un tout presque normal.

Une telle constitution n'était pourtant pas sans
inconvénient, car l'activité psychique du sujet
était très réduite, et bien que son cœur parut
unique quoique volumineux, le pouls battait
jusqu'à 120 à la minute.

Pour terminer ce qui concerne les monstres
doubles, nous devons dire quelques mots des
monstres doubles parasitaires, ceux chez qui un
des sujets soudés est normal, tandis que l'autre,
privé de cœur et atrophié, ne vit que comme dépen-
dance du sujet principal, et en véritable parasite.

Dans les cas les plus remarquables l'individu parasite est soudé à la face antérieure du tronc du sujet principal, le plus souvent au niveau de l'épigastre ; tantôt les quatre membres et la tête du parasite sont bien reconnaissables, bien que. plus ou moins atrophiés (*hétéropages* **de** Geoffroy Saint-Hilaire) ; tantôt le parasite est réduit à sa moitié sus-ombilicale (*hétérodyme*) ; tantôt à sa moitié sous-ombilicale (*hétéradelphe*), le nombre des membres joints aux rudiments de corps variant entre un, deux, trois et quatre. On voit que Geoffroy Saint Hilaire maintient pour les monstres doubles parasitaires les mêmes terminaisons avec la même signification que pour les monstres autositaires, mais le préfixe *hétéro* (ἕτερος, autre) indique que l'un des sujets est très différent de l'autre.

Enfin le sujet parasitaire peut être réduit à un membre s'insérant sur un point quelconque du tronc du sujet principal ; on trouve, il est vrai, le plus souvent quelque indice d'une duplicité primitive du tronc. Geoffroy Saint-Hilaire désigne ces monstres par la terminaison *mèle* (μελος, membre), jointe à un préfixe indiquant la région où le membre s'insère. Les plus fréquents sont les **pygomèles** (πυγη, fesse) ou hommes à trois jambes, dont le bassin montre ordinairement quelque pièce osseuse supplémentaire.

A l'extrémité de la série des monstruosités doubles, le sujet parasite est réduit à une masse informe, à un *anide*, inséré sur les téguments de l'hôte. La région sacrée est le siège le plus fréquent de telles productions. A la limite, il est difficile de dire s'il s'agit d'une monstruosité double dont le parasite est très réduit, ou d'un kyste dermoïde, kystes dans lesquels on trouve parfois les productions les plus diverses, dents, cheveux, cartilage, os, cavités à parois épithéliales.

Plus le parasite est réduit, moins il est gênant pour le sujet principal, si bien qu'une vie prolongée jusqu'à la vieillesse est possible. Le sujet parasite n'a qu'une vie végétative et n'a d'autres mouvements que des mouvements réflexes. Le Gênois Colleredo étudié par Thomas Bartholin portait à l'épigastre un parasite constitué par une tête bien formée, deux bras dont les mains n'avaient que trois doigts, un seul membre inférieur, le gauche, et des vestiges de parties génitales : les mains, les oreilles, les lèvres remuaient quand on excitait la peau du thorax ; des sécrétions étaient émises par les narines, la bouche et les oreilles.

Montaigne dans ses *Essais* (livre II, ch. 30) parle d'un seigneur de son temps qui portait au bas de la poitrine un individu réduit, mais complet sauf la tête ; c'était par conséquent un hétéradelphe. C'est à ce propos que Montaigne a écrit

sa fameuse phrase souvent citée : « Les monstres
ne le sont pas à Dieu qui voit dans l'immensité
de son ouvrage l'infinité des formes qu'il y a
comprises ». Disons en termes modernes :
« Les monstruosités ne doivent pas être considérés
autrement que les autres phénomènes naturels. »
L'infinité des formes des êtres traduit l'effet des
actions naturelles et si certaines formes paraiss-
sent anormales et monstrueuses, c'est que les
actions naturelles qui leur ont donné naissance
se sont trouvées du fait de quelque circonstance
appliquées de façon non habituelle et anormale.

Non seulement les monstres doubles parasitaires peuvent mener une vie normale, mais ils
peuvent se reproduire. Geoffroy Saint-Hilaire a
pu constater le fait pour une brebis gastromèle,
et des oies et des poules pygomèles. Il a même
fait s'accoupler ensemble avec heureux résultat
taureau et une vache tous deux notomèles.
Dans tous les cas, les petits ont été normaux.

Dans l'espèce humaine, l'hétéradelphe décrit
par Buxtorff a été père de quatre enfants.

Avec les progrès des méthodes chirurgicales
serait-il actuellement possible de débarrasser le
sujet principal de son gênant parasite!

Von Beck (de Carlsruhe) l'a tenté. Le résultat a
été désastreux, car le sujet a succombé, mais les
constatations de Von Beck semblent prouver
que l'opération serait susceptible de réussir dans

des conditions meilleures et en laissant le double sujet prendre avec l'âge plus de résistance. Il s'agissait d'un nouveau-né portant à l'épigastre un parasite formé d'une région lombo-sacrée bien conformée, avec deux membres inférieurs en flexion et des organes génitaux complets, le tout surmonté de deux membres supérieurs rudimentaires, pas trace de tête. L'enfant avait deux mois quand survint au genou droit du parasite une arthrite suppurée qui s'ouvrit et laissa deux fistules suppurantes. Peut-être aurait-il été sage de se borner à amputer ce membre. L'auteur décida d'enlever le parasite tout entier par une incision circulaire le long de la ligne de jonction. Les cavités péritonéales du sujet principal et du parasite communiquaient largement comme il était facile de le supposer, mais les viscères abdominaux du parasite se séparèrent facilement de ceux du sujet principal, bien qu'ils pénétrassent assez loin dans le ventre de celui-ci, entre le lobe droit et le lobe gauche du foie en repoussant l'estomac à gauche et le colon transverse en bas. Le péritoine et la paroi abdominale furent suturés, mais l'enfant entra en collapsus deux heures après et mourut.

Qu'il s'agisse de monstre double autositaire ou parasitaire, toutes les fois que le monstre double est composé de deux individus séparés inférieurement et pourvus de deux appareils générateurs distincts, ceux-ci sont toujours du même sexe. Ce fait, relevé par Geoffroy Saint-Hilaire, n'a rien qui doive nous étonner puisqu'il rentre dans le cas général de l'unisexualité des jumeaux univitellins. Mais le même auteur a fait une autre constatation encore inexpliquée, c'est que, du moins en ce qui concerne les Tératopages autositaires, c'est-à-dire les monstres doubles viables les plus intéressants et les plus souvent observés chez l'homme (pygopages, ischiopages, xiphopages, sternopages, etc.), le sexe féminin l'emporte de beaucoup sur le sexe masculin. Geoffroy Saint-Hilaire arrivait au rapport de trois à un. Les observations ultérieures n'ont fait que confirmer le fait. Au contraire les monstres doubles parasitaires, du moins dans leurs types hétéradelphe et hétéropage qui sont les types viables les plus complets, sont le plus souvent bi-mâles.

Forster a relevé 355 cas de monstruosités doubles réparties en 232 féminines et 123 masculines soit 2 : 1. En classant à part les 285 monstres doubles autositaires, on a les chiffres 209 de sexe féminin pour 76 de sexe masculin, soit 3 : 1. Il reste pour les monstres doubles parasitaires 146 cas avec 23 de sexe féminin pour 47 de sexe masculin, soit 1 : 2. La raison de ces prédominances nous échappe. Il faut remarquer que la prédominance du sexe

masculin pour les monstres doubles parasitaires
se retrouve en ce qui concerne les monstres
parasites libres, qui, nous l'avons vu p. 105, sont
toujours des jumeaux. Marchand donne le relevé
suivant : monstres doubles parasitaires 28 mâles
pour 6 femelles et 14 de sexe indéterminé;
monstres acéphales libres 23 mâles pour
4 femelles et 8 indéterminés.

Quelques problèmes restent encore en suspens,
on le voit, dans l'étude des monstruosités
doubles. Elle n'en est que plus intéressante et
si nous y avons insisté quelque peu, c'est que,
si rares qu'ils soient, de tels cas n'en sont pas
moins tout à fait suggestifs et à beaucoup de
points de vue très instructifs.

CHAPITRE XI

BIOLOGIE COMPARÉE :
LA GÉMELLITÉ DANS L'ÉCHELLE DES ÊTRES

La gémellité existe-t-elle chez les oiseaux ? Les œufs à
deux jaunes : ils donnent naissance éventuellement à
deux poussins dissemblables analogues aux jumeaux
bivitellins. Les œufs à deux cicatricules et les cicatricules à deux ou plusieurs germes : ils donnent naissance à des poussins soudés par l'ombilic ou omphalopages, analogues aux jumeaux univitellins.
La gémellité chez les mammifères. Il s'agit pour ainsi dire
constamment de gémellité bi ou multivitelline. L'hermaphrodisme des génisses jumelles d'un veau, ou *free-
martinisme*. L'univitellinité des tatous.
Monstruosités doubles des vertébrés à sang froid.
Polyembryonie des insectes analogues à la gémellité univitelline. Bourgeonnement des animaux inférieurs.
La gémellité chez les végétaux. Chez les végétaux supérieurs, la graine est comparable à un monstre double
parasitaire.

L'étude de la gémellité du haut en bas de
l'échelle des êtres est intéressante tant par elle-

même que par les clartés qu'elle projette sur la gémellité humaine. Mais les conditions de développement sont très différentes selon les cas; aussi est-il nécessaire d'analyser de très près les faits pour n'établir que des homologies bien réelles.

Nous commencerons par étudier la gémellité chez les oiseaux de basse-cour, en particulier chez la poule. L'œuf de poule est un objet d'étude des plus faciles à se procurer et sa mise en incubation en étuve à température constante permet de suivre à volonté son développement. C'est sur les œufs de poule que Dareste a fait ses remarquables travaux, auxquels nous devons des précisions auxquelles peu a été ajouté depuis.

Dans ses études, Dareste s'est placé au point de vue des monstruosités; il a remarquablement éclairé le mécanisme de la production des plus curieuses d'entre elles; il a ramené à des causes naturelles et simples l'origine de phénomènes qui passaient autrefois pour des jeux de la nature ou des caprices de la divinité. Mais chemin faisant, par l'étude des monstruosités doubles, il a jeté de vives lumières sur les problèmes de la gémellité.

En quoi consiste la gémellité chez la poule?

On observe assez souvent chez les oiseaux, en particulier chez la poule, des œufs à deux jaunes, qu'on peut reconnaître à leur volume plus considérable. Le mirage confirme l'anomalie. Certaines poules pondent habituellement de tels œufs. Aristote connaissait le fait et le mentionne à deux reprises (περι τα ξωα ιστοριων, lib IV, ch. 3, et περι ξωων γενεσεως, lib IV, ch. 4). Il connaissait d'autre part l'existence des monstres doubles et il dit que de tels œufs produisent des poulets n'ayant qu'une seule tête et qu'un seul corps, mais quatre ailes et quatre pattes. L'opinion d'Aristote fut adoptée par tout le Moyen Age ; Étienne et Isidore Geoffroy Saint-Hilaire admettaient encore que les œufs à deux jaunes engendrent des monstres doubles.

Pourtant Harvey avait déjà vu que de tels œufs donnent naissance à deux poussins distincts, mais dont le plus souvent un, sinon les deux, succombe avant le temps de l'éclosion. Le fait a été vérifié depuis constamment par tous les auteurs qui en ont eu occasion (P. Broca, Cl. Bernard, Dareste, Panum). Ce dernier, sur 80 œufs à deux jaunes de poule ou d'oie, a obtenu 23 fois aucun développement d'embryon, 25 fois un embryon sur un des jaunes, rien sur l'autre, 23 fois deux embryons, mais 13 fois l'un au moins d'entre eux était arrêté dans son développement ou monstrueux, 10 fois seulement les deux embryons étaient normaux. Claude Bernard, plus heureux, sur 10 œufs pondus et couvés par

la même poule obtint neuf fois deux poulets
vivants.

On peut donc considérer comme établi que les
œufs à deux jaunes, quand les deux jaunes sont
féconds, donnent naissance à deux poulets
normaux et nullement soudés. De tels poulets
correspondent à des jumeaux bivitellins. Il s'agit
en effet de deux ovules différents, fécondés par
deux spermatozoïdes différents; ces ovules sont
simplement réunis accidentellement dans une
même coquille et un même albumen, sans doute
par suite de lenteur des mouvements péristal-
tiques de l'oviducte, comme les jumeaux humains
bivitellins sont accidentellement réunis dans
l'utérus. Comme ceux-ci, les poulets issus d'un
œuf à deux jaunes peuvent être de sexe différent
et dissemblables. Dans les races mélangées ils
sont souvent de plumage diversement coloré.

Il est une autre anomalie de l'œuf qui est aussi
à étudier. Il existe des œufs qui, sur leur jaune
unique, portent deux cicatricules ou germes.
On appelle ainsi la tache blanche de 3 à 5
millimètres de diamètre, de forme circulaire, qui
existe sur le jaune des œufs frais fécondés. On
la voit très bien, au centre et à la partie la plus
élevée du jaune, quand on casse un œuf frais
dans une assiette. Ce germe est, déjà lors de la
porte, un petit embryon formé de nombreuses
cellules disposées en trois feuillets. Il reste à ce

stade si l'œuf n'est pas couvé. Il se développe en un embryon, puis en un poussin quand l'œuf est mis à incuber.

Exceptionnellement, deux germes peuvent être observés sur un même jaune. Dareste a observé de ces faits et à diverses époques de l'incubation. Dans ces cas, chaque germe produit un embryon distinct et chacun d'eux s'enveloppe dans un amnios distinct; les embryons communiquent uniquement par leurs annexes, et les vaisseaux des aires vasculaires communiquent largement. Ultérieurement l'évolution se fait comme dans le cas qui nous reste à étudier, où deux embryons se développent sur une même cicatricule.

Ce cas est notablement plus fréquent que le précédent et Dareste a observé assez souvent deux embryons (même parfois trois) se développant sur une même cicatricule (fig. 11, p. 152) Dans ce cas, sur la cicatricule unique, formée comme normalement de nombreuses cellules groupées en trois feuillets, au lieu qu'en un point se développe un épaississement qui deviendra la ligne primitive de l'embryon, il s'en développe deux (exceptionnellement trois) plus ou moins rapprochés, et diversement orientés l'un par rapport à l'autre selon les cas. Quand l'espace qui les sépare est suffisant, ils peuvent se développer en restant complètement indépendants l'un de l'autre et adhérents seulement par leurs annexes. Chacun d'eux ébauche un amnios propre, mais les ébauches amniotiques ne tardent pas à se fusionner en un amnios unique. C'est là la seule différence qui les sépare des embryons développés sur deux cicatricules d'un même jaune, un amnios unique pour les deux embryons dans le premier cas, un amnios distinct pour chacun d'eux dans le second cas. Mais la suite du processus est identique dans les deux cas : pour l'expliquer rappelons ce qui se passe normalement dans l'incubation du poulet.

Normalement l'embryon se forme à la surface du jaune et se recourbe peu à peu par ses bords de manière à fermer la cavité viscérale, laquelle bientôt ne communique avec le jaune que par le conduit ombilical. Au fur à et mesure que l'embryon grossit, le jaune, qui prend dès lors le nom de vésicule ombilicale, diminue, se réduit de plus en plus et peu avant l'éclosion disparaît complètement ; ce qui en reste, réduit à la membrane d'enveloppe, s'enfonce dans l'ombilic et est recouvert par la peau. Les oiseaux, par suite, n'ont pas de cicatrice ombilicale, pas de nombril.

Quand deux embryons, qu'ils soient ou non dans la même enveloppe amniotique, se développent sur un même jaune, il n'y a pour les deux embryons qu'une seule et même vésicule ombilicale ; au fur et à mesure qu'elle diminue de volume, les deux embryons se rapprochent par leur partie ventrale, et les ombilics se trouvent face à face ; quand la vésicule disparaît, les deux orifices ombilicaux se soudent l'un à l'autre par leurs bords, et les deux poussins naissent unis par un cylindre de peau au niveau de l'ombilic. Ils constituent donc un monstre double. Isidore Geoffroy Saint-Hilaire a nommé un tel monstre « omphalopage ». Les omphalopages ne peuvent pas s'observer chez les mammifères, car chez ces derniers les annexes ne sont pas absorbées par l'ombilic, ils restent à la naissance extérieurs à l'embryon ; quand deux jumeaux humains distincts, nés sur un même ovule (jumeaux univitellins), viennent au monde, ils sont unis par des annexes communes auxquelles ils sont joints chacun par son cordon. Quand le cordon est coupé, les nouveau-nés sont tout à fait libres, distincts et normaux, et cela, soit que chacun d'eux ait son amnios distinct ce qui est le cas le plus fréquent, soit que les deux embryons soient compris dans un seul amnios.

En somme, les jumeaux univitellins des mammifères ont pour correspondants chez les oiseaux les omphalopages. En biologie philosophique, les omphalopages ne sont pas en réalité des monstres doubles, mais des jumeaux univitellins.

Reste le cas où les deux embryons formés sur une même cicatricule de l'œuf de poule sont assez rapprochés l'un de l'autre pour entrer en contact, non plus seulement par les annexes, mais par les corps embryonnaires eux-mêmes ; ces corps alors se soudent et il en résulte une monstruosité double ; selon le point par lequel les embryons sont fusionnés, selon qu'étant plus ou moins rapprochés, la fusion est plus ou moins complète, il en résulte des types variables de monstruosité double analogues à ceux qu'on observe chez l'homme et chez les mammifères : à part les omphalopages, comme nous venons de le voir, tous les autres types de monstruosités doubles observables chez la poule et chez les oiseaux ont leur correspondant chez les mammifères et chez l'homme.

En résumé, les différentes variétés de gémellité chez la poule, et, en général, chez les oiseaux, peuvent être résumées ainsi :

1° *Œufs à deux jaunes* = deux poussins formés dans une même coquille ; ils peuvent différer par le sexe et par le plumage ; ils sont homologues des *jumeaux bivitellins* des mammifères.

2° *Œufs à un seul jaune et à deux cicatricules* = deux poussins unis par l'ombilic.

3° *Œufs à un seul jaune et à une seule cicatricule sur laquelle se développent deux embryons*

= deux poussins unis par l'ombilic (*omphalo-pages*). Ces poussins, bien qu'à première vue, on soit tenté de les considérer comme des monstres doubles, sont en réalité homologues des *jumeaux univitellins* des mammifères.

4° **Mêmes** faits que dans le numéro 3, mais les deux embryons, très rapprochés, se fusionnent plus ou moins = *monstres doubles.*

Les mammifères en raison de leur viviparité se prêtent moins bien que les oiseaux aux études expérimentales sur la question qui nous occupe. Néanmoins, les vétérinaires ont fait, sur les portées multiples des animaux domestiques, des observations dont certaines sont utiles à citer ici.

En général, les animaux les plus volumineux ne font qu'un petit à la fois, tels l'éléphant, le chameau, le cheval, le bœuf. Les petits animaux ont fréquemment des portées multiples, 2 à 6 pour le chien, 3 à 5 pour le chat, 4 à 7 pour le lapin, 4 à 6 pour le cobaye, 4 à 8 pour le rat et la souris.

Il est très rare que la jument donne à la fois plus d'un petit. Cela ne s'observe guère qu'une fois sur 1.000 mises bas. Souvent alors la mise bas a lieu avant terme ; même venus à terme les poulains jumeaux sont petits et délicats ; aussi les éleveurs considèrent-ils la grossesse gémellaire chez la jument comme une fâcheuse éventualité.

Il n'en est pas de même pour l'ânesse. La grossesse gémellaire s'observe chez elle une fois sur 100 environ, elle va assez souvent à terme et les petits jumeaux s'élèvent en général bien.

On a observé chez la jument et chez l'ânesse des mises bas comprenant à la fois un poulain et un muleton, ou bien un ânon et un muleton, à la suite de deux coïts différents, l'un avec un cheval, l'autre avec un âne.

Chez la vache, les portées doubles sont plus fréquentes, une fois sur 90 environ ; on observe aussi exceptionnellement trois produits et même davantage. Le Dr Baron a communiqué à l'Académie des Sciences en 1753 le fait d'une vache qui mit bas en un jour cinq veaux à peu près égaux pesant ensemble 150 livres.

A la gémellité chez la vache se rattache la curieuse question des *free-martins*, ou *tsevèques*, qui mérite de nous retenir quelque temps.

De tous temps, les éleveurs avaient remarqué que les génisses jumelles de veaux étaient très souvent inféconds et présentaient parfois une morphologie spéciale ; elles sont plus ou moins mal conformées au point de vue des organes sexuels ; leur vulve est petite ; leur clitoris est volumineux, parfois même il est muni d'un fourreau recouvert de poils et s'avance plus ou moins vers la partie antérieure du ventre comme la verge chez le taureau ; les mamelles sont peu développées ou même non apparentes : la morphologie générale rappelle celle du bœuf plus que celle de la vache , parfois même la tête est courte comme celle du taureau ; le bassin est étroit; les ovaires sont placés bas dans le bassin, en même situation que les testicules retenus dans l'abdomen dans la malformation appelée cryptorchidie. On appelle de telles génisses *free-martins* en Angleterre, *tsevèques* en Suisse romande[1].

Dans les lettres de Jenner, on voit que l'illustre

1. Diverses explications ont été données de ce terme *free-martin*. Dans l'Angleterre ancienne, d'avant le schisme d'Henri VIII, saint Martin aurait été le saint protecteur des libertins, parce que sa fête, tombant le même jour que la fête païenne des *Vinalia*, fête de Bacchus, continuait à être l'occasion de réjouissances licencieuses. D'une femme qui avait engendré des jumeaux on disait: « The has had saint Martin's hammer knocking at her wicket. Elle a reçu à son guichet un coup du marteau de saint Martin ».

D'autre part, en gaélique, langue encore parlée dans les montagnes d'Ecosse, vache se dit *bo*, mais aussi *mart*, qui signifie plus spécialement vache de labour, mais la question est justement de savoir si ce *mart* n'est pas un passage en gaélique du mot *martin*, d'origine gallo-romaine.

Free veut dire libre et pourrait signifier que la vache s'est libérée des obligations de son sexe. On le fait aussi dériver de *ferry*, passage; il signifierait que le sujet fait le passage entre la génisse et le bouvillon. (Cette explication semble tirée de bien loin.)

Quant au mot *Tsevèque*, employé en Suisse romande dans le même sens que free-martin en Angleterre, il provient d'une déformation du mot *Zweckler*, employé en Suisse alemanique avec le sens d'hermaphrodite.

inventeur de la vaccine avait été préoccupé de
la question des free-martins. On sait que Jenner
était fils d'un propriétaire rural qui cultivait un
domaine important. Jenner s'était créé une
situation médicale appréciée auprès du grand
Hunter. Jenner avait habité deux ans à Londres
chez Hunter. Mais ses goûts d'observateur de la
nature l'avaient ramené ensuite sur le domaine
de son père où il s'occupait plus de culture et
d'histoire naturelle que d'exercice de la médecine.
C'est du reste grâce à ses connaissances d'éleveur
sur les maladies du bétail qu'il étudia le *cow-pox*,
maladie du trayon des vaches qui n'est autre que
la vaccine. Dans une lettre du 5 avril 1810 au
révérend Worthington, Jenner écrivait : « Féli-
citations pour votre free-martin. C'est un
magnifique animal, et docile, et cultivant vos
champs comme un bœuf. J'en ai disséqué plusieurs, mais la cause du mélange des caractères
des deux sexes qui survient chez ces bêtes
échappe à toutes mes conjectures. Je fus le
premier qui, il y a trente ans, signala ces faits
à M. Hunter ».

Hunter, le maître de Jenner, a en effet publié
en 1779 un curieux article intitulé « *Account of
the free-martin* ». Il y écrit : « C'est un fait connu
et que je crois universellement admis que si une
vache met bas deux petits et que l'un d'eux soit
un veau et que l'autre ait l'apparence d'une

génisse, cette génisse est impropre à la généra-tion, mais le veau devient un taureau tout à fait apte à jouer son rôle. Cette génisse, appelée par les paysans *free-martin*, est considérée par eux comme n'étant ni un veau ni une génisse. C'est un hermaphrodite, ne différant pas des autres hermaphrodites, et je retiens le nom de free-martin pour distinguer les hermaphrodites pro-duits de cette façon de ceux qui sont similaires aux hermaphrodites des autres espèces animales, car j'ai lieu de croire qu'une telle déviation peut se produire aussi parfois dans le gros bétail en dehors de cette éventualité de la gémellité ».

Il donne ensuite le détail de trois dissections de *free-martins*. Dans toutes trois, il note un clitoris fortement développé, parfois intermé-diaire entre un pénis de taureau et un clitoris de vache, une vulve étroite, un vagin qui se rétrécit considérablement à partir de l'ouverture de l'urèthre, en se réduisant dans certains cas à un canal de tout petit calibre, en se terminant dans d'autres cas en un cul-de-sac auquel faisait suite un ligament sans lumière; l'utérus était toujours petit; parfois toute cavité utérine faisait défaut; dans les trois cas les mammelles étaient très petites avec mamelons très peu développés.

Quant aux ovaires dans deux cas ils existaient mais étaient minuscules; dans le troisième cas on trouvait à leur place deux glandes volumi-

neuses et nacrées, qu'Hunter qualifie de testicules; il est toutefois probable qu'il s'agissait
d'ovaires en transformation fibreuse. Au temps
de Hunter l'examen histologique, qui permet de
trancher la question, n'existait pas, et on jugeait
de la nature d'une glande d'après ses caractères
extérieurs; dans un cas il existait un épididyme
d'un seul côté; dans deux autres cas il existait
des canaux déférents et des vésicules séminales,
organes qui normalement n'existent que dans le
sexe mâle. En somme, d'après les constatations
de Hunter, le singulier mélange des deux sexes
qui existe au point de vue de la morphologie
extérieure chez les génisses jumelles de mâles,
se retrouve dans leur conformation intérieure.

On comprend que l'explication de tels faits ait
échappé, et à Hunter, et à Jenner; Jenner était
des plus perspicaces; sa découverte du pouvoir
immunisant de la vaccine l'a bien prouvé; malgré cette perspicacité très développée, il ne pouvait à son époque trouver la cause du *free-martinisme;* il fallait pour cela les découvertes de
Claude Bernard et de Brown-Séquard qui ont
introduit la notion des sécrétions internes en
médecine.

C'est à un vétérinaire américain, Lillie, que
nous devons la démonstration de l'action atro-
phiante des sécrétions internes du fœtus mâle
sur les ovaires, et par suite sur tous les caractères

sexuels féminins, du fœtus femelle voisin. Lillie avait l'avantage de pouvoir utiliser les énormes ressources des abattoirs de Chicago. Il put y recueillir 41 utérus de vache renfermant deux embryons. Dans tous les cas il s'agissait de portées bivitellines; en effet, non seulement les deux chorions était distincts, mais on constatait toujours l'existence de deux cicatrices jaunes de ponte ovulaire, une sur chaque ovaire. Mais, fait capital, presque toujours les deux chorions avaient contracté l'un avec l'autre des connexions vasculaires telles qu'on pouvait facilement injecter les deux embryons en poussant le liquide d'injection dans les vaisseaux d'un seul d'entre eux.

Vingt fois il s'agissait de portées unisexuées. Dans ce cas on ne notait jamais rien de particulier sur les embryons. Vingt et une fois il s'agissait de portées bisexuées. Dix-huit fois sur ces vingt et un cas les ovaires du fœtus femelle étaient très atrophiés. Dans ces dix-huit cas les connexions vasculaires existaient. Trois fois les ovaires étaient normaux. Dans ces trois cas les deux circulations étaient restées pratiquement indépendantes. M. Lillie en conclut que le sang du fœtus mâle, chargé du produit des sécrétions internes des organes mâles, en passant à travers l'organisme du fœtus femelle exerce une action d'arrêt sur le développement des ovaires de celui-ci. L'atrophie ovarienne entraîne le masculisme et la stérilité.

L'explication de Lillie ainsi appuyée sur des faits démonstratifs est certainement l'expression de la réalité : mais pourquoi dans l'espèce humaine des faits analogues ne sont-ils pas observés?

Dans l'espèce humaine, les connexions vasculaires entre deux œufs jumeaux bivitellins sont exceptionnelles. Aussi est-il rare de noter des signes d'atrophie ovarienne chez les jumelles humaines, sœurs d'un jumeau mâle. Il est à croire que la réputation d'infécondité qui est répandue à leur sujet dans certaines campagnes n'a d'autre fondement qu'une généralisation injustifiée de ce que le paysan note sur son bétail.

Pour ma part j'ai pu examiner une dizaine de fillettes jumelles d'un mâle. Une seule d'entre elles avait une anomalie vulvaire consistant en une soudure des bords libres des grandes lèvres vulvaires sur les deux tiers inférieurs de leur trajet, mais sans hypertrophie clitoridienne ni manifestation aucune de masculisme. J'ai d'autre part connu directement ou indirectement plusieurs femmes jumelles de mâles qui avaient eu un ou plusieurs enfants. Dans son intéressant journal, *la Chronique médicale*, M. Cabanès a ouvert une enquête sur le sujet et a recueilli de nombreuses lettres signalant de telles jumelles fécondes. Toutefois, exceptionnellement, des communications vasculaires peuvent se créer dans l'espèce humaine entre deux œufs jumeaux distincts ; M. Porak en a signalé un cas ; on comprend donc qu'on puisse, mais très exceptionnellement, observer le *free-martinisme* dans l'espèce humaine. Outre le cas de la fillette dont j'ai rapporté ci-dessus l'histoire, et qui présentait bien une ébauche de free-martinisme, un cas, non d'infécondité, mais de masculisme a été rapporté sous la signature W... dans le *British médical Journal* de 1887 : « J'ai été appelé à assister dans son premier accouchement une dame qui était jumelle d'un mâle. Lors de l'accouchement tout se passa bien tout d'abord, mais j'eus la surprise de trouver, bien qu'elle fut une femme très bien faite, un bassin étroit à détroit peu capace, en d'autres termes un bassin mâle. L'enfant étant petit, j'espérais que pourtant tout irait bien, mais finalement les contractions utérines ne purent aboutir à faire engager la tête dans le détroit. Je dus user du forceps et pus extraire un enfant vivant. Mais la femme eut de la manie puerpérale et mourut sans que fut découvert ni aucune lésion des parties molles, ni aucun signe de péritonite ou de métrite. Une vieille sage-femme très expérimentée me dit à ce propos qu'elle avait connu beaucoup de cas de femmes jumelles d'un mâle qui avaient eu de mauvaises suites de couches et des difficultés dans leurs accouchements, mais qu'elle avait remarqué qu'en règle générale de telles femmes n'avaient pas d'enfants. Toutefois de tels faits paraissent, malgré l'opinion de la vieille sage-femme, très exceptionnels dans l'espèce humaine.

Weinberg a colligé les registres de l'état civil de la ville de Stuttgart pour y chercher la vérification de la prétendue infécondité des jumelles et n'a pu la trouver.

En effet sur 33 jumelles sœurs de jumeaux, il en trouve seulement 4 (12 p. 100) qui furent complètement infécondes ; or on sait que 15 p. 100 des ménages sont stériles. Les 29 restantes donnèrent 158 naissances, soit 4,8 par tête ce qui est une forte moyenne.

Sur 77 jumelles appartenant à des couples unisexués, 8 seulement, soit près de 10 p. 100 furent complètement infécondes, chiffre qui diffère peu du précédent. Les 69 restantes donnèrent 306 naissances, soit 4,4 par tête, chiffre également voisin du précédent.

Il semble donc bien que l'infécondité par free-martinisme est exceptionnelle dans l'espèce humaine. Le free-martinisme semble particulier aux bovins. Brugnion dans une étude sur les Tse-vèques la signale bien aussi chez la brebis, mais je n'ai trouvé aucun autre document confirmatif.

Chez la brebis les naissances gémellaires sont pourtant très fréquentes. Toutefois il y a de grandes différences selon les races. Dans les races perfectionnées, telles que les mérinos, les south-downs, les disley, les naissances uniques sont la règle. Mais dans les races rustiques, telles que les brebis de nos causses méridionaux, et celles des indigènes algériens, les naissances doubles sont aussi fréquentes et plus fréquentes que les naissances simples. Elles sont du reste les bienvenues, car le profit est augmenté. Aussi les éleveurs sont arrivés par sélection à augmenter la tendance à la gémellité. Dans les races de Larzac et de Lauraguais elle est habituelle, et dans la race de Millery elle est devenue constante.

Un vétérinaire, M. Sanson, a fait un relevé de la fréquence relative chez la brebis des portées gémellaires bisexuées et unisexuées. Elles sont en nombre sensiblement égal, ce qui prouve que la bivitellinité est la règle presque absolue.

Assheton, toutefois, a observé un œuf de brebis aux premiers stades du développement et qui portait deux aires embryonnaires. C'est l'homologue des jaunes de poules à deux cicatricules. La mère avait, sept jours avant sa mort, reçu l'approche du bélier. Deux corps jaunes d'égal développement existaient sur l'ovaire de la bête, en sorte que l'on était amené à se demander si cet œuf portant deux embryons n'était pas le résultat de la confluence de deux ovules qui se seraient confondus partiellement. Dans le cas d'Assheton, les deux aires embryonnaires étaient assez écartées l'un de l'autre ; il en serait résulté deux individus jumeaux distincts et certainement pas un monstre double.

De telles soudures d'ovules peuvent-elles être admises? De Lacaze-Duthiers, non seulement en a observé, mais a pu en provoquer, mais il s'agit d'animaux bien éloignés de l'espèce humaine; un mollusque gastéropode, *Bullacea aperta*, pond parfois des ovules doubles, soudés l'un à l'autre. En contraignant l'animal à hâter sa ponte, on augmente notablement le nombre de ces ovules doubles. Les ovules ainsi soudés développent chacun un embryon; les petits naissent soudés, mais, dit Dareste, la soudure n'est que superficielle, et ne produit par conséquent rien de comparable à l'organisation des monstres doubles observés chez les poissons et chez les oiseaux.

Chez la chèvre la gémellité est très fréquente dans les races européennes. Dans les races de l'Afrique équatoriale elle est la règle, et on note même parfois trois et quatre produits. L'hermaphrodisme est fréquent chez la chèvre. Je n'ai pas connaissance qu'on ait signalé dans cette espèce son rapport avec la gémellité comparable au rapport noté dans le free-martinisme bovin.

Il s'agit toujours de gémellité bi ou multivitelline.

L'univitellinité est également exceptionnelle chez nos animaux domestiques à portées nombreuses, porc, chien, chat, lapin, cobaye. Chaque petit provient d'un œuf spécial. Les sexes sont en moyenne également représentés et les caractères du père et de la mère sont répartis chez les enfants de façon variée, selon les lois des probabilités, en sorte que les petits sont des jumeaux dissemblables et non des jumeaux identiques.

Il en est tout différent de ce que Fernandez (1909), puis Neumann et Patterson ont étudié chez les Tatous. Ces animaux donnent naissance à chaque portée à un nombre de petits variant de 4 à 12. Mais tandis que chez les animaux tels que le chien, le porc, etc., il s'agit toujours de jumeaux multivitellins, indépendants les uns des autres, plus ou moins dissemblables, et de l'un et l'autre sexe, chez les Tatous il s'agit toujours de jumeaux univitellins, tous du même sexe : ils diffèrent très peu l'un de l'autre ; tandis que dans l'espèce Tatou à neuf bandes (*Tatusia novem cinctata*) le nombre des écailles peut largement varier entre 510 et 620, dans les jumeaux d'une même portée la variation ne dépasse pas 5 ou tout au plus 6 unités.

Chez *Tatusia novem cinctata*, le nombre des jumeaux est généralement de quatre. D'après

Patterson (1910), l'œuf unique dont dérivent ces quatre jumeaux se segmente tout d'abord en nombreux blastomères qui restent contigus comme chez tous les autres mammifères, puis, comme chez eux, les cellules dérivées des blastomères se disposent en feuillets qui, à la face supérieure de l'œuf s'épaississent pour former le bouton embryonnaire. Ce bouton s'invagine dans la cavité sous-jacente (inversion des feuillets). Ce processus est, avec des différences dans le degré de l'invagination, celui qui s'observe chez tous les mammifères placentaires.

Ce qui est particulier aux Tatous, c'est ce qui survient ensuite : l'ectoplasme du bouton embryonnaire s'épaissit en deux points, créant ainsi deux zones localisées distinctes, plus opaques que le reste du bouton ; ces zones s'accroissent, s'allongent en biscuits parallèlement l'une à l'autre et chacune des deux extrémités s'épaissit à son tour plus que le reste. Finalement (fig. 19) sont créés quatre boutons embryonnaires distincts dont

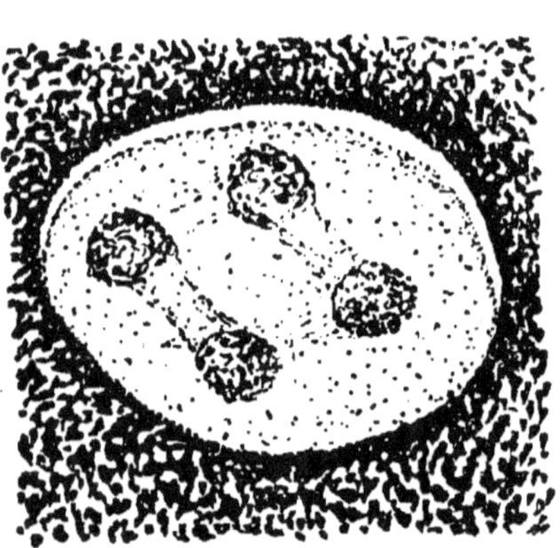

Fig. 19. — Formation de quatre boutons embryonnaires jumeaux dans l'œuf du Tatou (d'après Patterson).

chacun va se creuser d'une gouttière primitive ;
la cavité amniotique primitivement unique a
tendance dans la suite des progrès du dévelop-

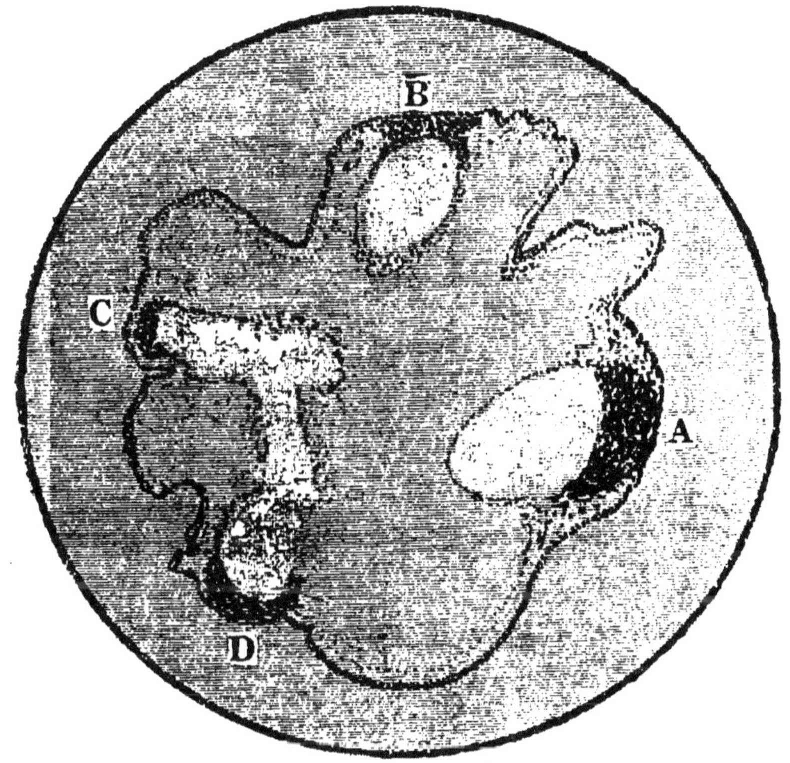

Fig. 20. — Quatre embryons jumeaux en formation dans l'œuf du tatou. Quatre cavités amniotiques distinctes sont en train de se constituer. Deux sont déjà séparées. Deux communiquent encore par un étranglement destiné à disparaître.

pement à s'étirer en deux, puis en quatre sens
différents et chaque embryon peut finalement
avoir son amnios particulier, mais les enveloppes
extérieures restent communes aux quatre embryons (fig. 20).

Dans certaines espèces de **Tatous**, le processus est encore plus extensif, et de nouvelles divisions sont susceptibles de se produire si bien que le nombre d'embryons issus d'un même œuf peut dépasser 4, aller jusqu'à 6, 8 et 12. Chez le *Tatusia hybrida*, étudié par Fernandez (1909), les portées sont de 7 à 12 petits.

A part le cas des **Tatous** et de quelques genres voisins (Mulita, etc.), l'univitellinité est exceptionnelle dans la série des mammifères. Il est d'autant plus curieux de la retrouver dans l'espèce humaine que l'évolution de celle-ci a fait passer l'homme de la multiparité, qui était de règle chez les mammifères primitifs, à une uniparité presque constante[1]. L'univitellinité apparaît donc chez lui comme une anomalie, un dérèglement, une manifestation pathologique.

[1]. A l'appui de cette conception de la multiparité des ancêtres de l'homme, on a l'habitude de citer entre autres preuves l'existence fréquente des *mamelons supplémentaires*. Quand on les recherche systématiquement, on les trouve en effet très fréquemment, la plupart du temps réduits à un orifice de glande plus volumineux que celui des glandes sébacées voisines et entouré de pigment et, après la puberté, de quelques poils. Leur fréquence est de 6 à 8 p. 100 selon les séries et les races. Ils occupent dans la très grande majorité des cas toujours la même situation 2 à 8 centimètres au-dessous du mamelon normal sur la ligne joignant celui-ci à la symphyse pubienne. Beaucoup plus rarement ils sont axillaires, ou même aberrants (dos, cuisses). Parfois chez la femme ils deviennent à la puberté le point de départ d'une mamelle supplémentaire, susceptible de sécréter après l'accouchement. Parfois, il existe un mamelon supplémentaire de chaque côté, et on a vu jusqu'à six mamelons. Anne Boleyn,

C'est un argument de valeur pour les auteurs qui considèrent les grossesses univitellines comme une conséquence de la syphilis. La syphilis est en effet un... privilège... de l'espèce humaine. Il ne faut toutefois pas oublier que l'univitellinité, bien que rare, existe pourtant chez la plupart des espèces de mammifères, l'existence des monstres doubles suffit à le prouver ainsi que les quelques cas cités d'ovules à deux embryons ; il est donc très certain que la gémellité univitelline se voit en dehors de toute influence, même lointaine, de syphilis, mais il semble bien que la syphilis ait accru sa fréquence.

Plus on descend dans l'échelle animale, plus la fécondité est grande, ce qui compense la fragilité plus accusée, et la mortalité considérable dont sont victimes des êtres très imparfaits. Aussi

la maîtresse de Henri VIII, Diane de Poitiers, maîtresse de François Ier et de Henri II, avaient, paraît-il, une troisième mamelle bien développée. De même, Mammœa, mère d'Alexandre Sévère, qui devait son nom à sa particularité.

Il était intéressant de savoir si les sujets hommes ou femmes possesseurs de *mamelons supplémentaires* étaient plus disposés à avoir des *jumeaux*. Nous n'avons aucun renseignement sur les hommes. J'en connais plusieurs munis de beaux mamelons surnuméraires et qui n'ont pas eu de jumeaux Pour les femmes nous possédons une statistique de Leichtenstern qui, sur 70 femmes à mamelons surnuméraires, en a trouvé 3 ayant eu des grossesses gémellaires. Ce chiffre devrait être comparé à un relevé semblable fait pour des femmes normales. Il semble que ce dernier ne donnerait pas un résultat très différent.

les pontes deviennent de plus en plus nombreuses. Ce n'est toutefois pas de ces faits dont
je veux parler. A peine pourrait-on comparer à
la gémellité bivitelline des mammifères les faits
d'ovoviviparité tels qu'on les note chez certains
reptiles, chez la Vipère où elle est la règle, ou
chez la Salamandre tachetée de feu où elle apparaît dans certaines circonstances. Dans l'état
habituel, cette salamandre pond dans l'eau une
cinquantaine d'œufs, qui y éclosent à l'état de
larves et ne se transforment que neuf mois après
en salamandres parfaites. Quand elle est élevée
dans une enceinte dépourvue d'eau, l'animal
cesse de pondre, la plupart des œufs retenus
dans les voies génitales meurent, il en subsiste
seulement deux ou trois qui évoluent dans le
ventre de leur mère jusqu'à l'état parfait. Celle-ci
donne naissance finalement à deux ou trois
salamandres jumelles. Mais c'est une fausse
gémellité.

Chez les vertèbres à sang froid on observe
parfois sur les œufs des anomalies analogues à
celles que nous avons relevé sur les œufs de poule
et susceptibles de conduire à l'omphalopagie.
En tout cas on observe assez souvent chez eux
des malformations doubles, en particulier chez
les serpents, les lézards, les grenouilles, les
crapauds, les poissons. Chez ces derniers, les
monstruosités doubles ont été étudiées par Lere-

boullet; sur des œufs fécondés artificiellement, on peut, par diverses techniques, augmenter notablement la fréquence des monstruosités doubles.

Il existe cependant chez les animaux inférieurs un mode de reproduction tout à fait analogue à la gémellité univitelline humaine, et semblable, avec une intensité encore plus grande, à la polyembryonie des Tatous. C'est la polyembryonie de certains Hyménoptères parasites étudiée par Marchal. Un d'eux l'*Ageniapsis fuscicollis* pond son œuf dans l'œuf d'un autre insecte, l'*Hyponomeute*. L'œuf de ce dernier développe un embryon au cours de l'hiver. L'œuf de l'Ageniapsis reste tout l'hiver dans la cavité du corps de cet embryon : au printemps seulement cet œuf se modifie, s'allonge et se divise en nombreux fragments dont chacun développe une larve d'*Ageniapsis*. Quand la larve d'Hyponomeute éclot elle est parasitée par une vingtaine à une centaine de larves d'Ageniapsis, qui vivent à ses dépens. Il ne reste bientôt plus d'elle que sa cuticule qui forme un sac aux larves d'*Ageniapsis*. Quand celles-ci ont épuisé tous les tissus de leur hôte, elles se transforment en chrysalides, et finalement il sort du sac cuticulaire desséché un grand nombre d'Ageniapsis. Ces nombreuses larves, véritables jumeaux univitellins, sont pour cette raison toutes du même sexe.

Le même auteur a observé les mêmes phénomènes pour le *Polygnotus minutus* qui pond son œuf dans la larve de la Cecidomye destructive. Chaque œuf développe de 4 à 11 jumeaux univitellins tous et toujours du même sexe.

Enfin chez un ver de terre, le *Lumbricus trapezoïdes*, Kowalewsky a vu qu'il est normal que l'embryon se fragmente en deux parties dont chacune donne naissance à un individu distinct.

On sait enfin que, chez des animaux marins inférieurs, un individu, pendant son stade larvaire, en produit par bourgeonnement un grand nombre d'autres. Il y a tous les intermédiaires entre la polyembryonie et le bourgeonnement, en sorte qu'on peut finalement rapprocher, au point de vue de la nature des choses, la gémellité univitelline humaine des reproductions asexuées par bourgeonnement qui s'observent dans les formes animales les plus inférieures, nouvel exemple de l'analogie foncière des grands processus biologiques d'un bout à l'autre de l'échelle animale.

En poursuivant l'étude de la biologie des jumeaux tout le long de la série des êtres vivants, nous arrivons aux végétaux.

Ce n'est que d'assez loin qu'on peut comparer à la gémellité humaine les « philippines », deux amandes situées dans la même coque, et de plus loin encore les cerises doubles, deux cerises sur un même pédicule, ou même les bananes doubles, deux bananes dans une même enveloppe ; l'organe qu'on appelle ovaire chez les végétaux supérieurs contient dans certaines espèces (pavot par exemple) une multitude de graines, et dans d'autres un nombre plus limité (pois, haricots). Ce sont là des analogies plus apparentes que foncières avec les jumeaux humains.

Il n'en est pas de même de certaines variations obtenues dans les inflorescences du maïs par M. Blaringhem comme résultats de traumatismes effectués sur les tiges florifères de cette plante. Entre autres variations héréditaires ainsi produites, il en est une qui caractérise la variété nommée par l'auteur *Zea mays* var. *polysperma* et qui consiste en ce que dans chaque grain de maïs existent deux embryons latéraux symétriques au lieu d'un seul médian. C'est donc, créée par une influence accidentelle, une sorte de gémellité univitelline végétale.

Elle est à rapprocher de la gémellité univitelline observée dans l'espèce humaine comme conséquence de la modification du terrain due à l'infection syphilitique. Mais, tandis que dans l'espèce humaine, la gémellité ainsi provoquée est inconstante, et, semble-t-il, peu ou pas héréditaire, ici elle est assez constante et assez héréditaire pour constituer une véritable variété de l'espèce.

Peut-être faut-il encore signaler ici certaines variations végétales des plus curieuses, qu'on peut considérer comme une sorte de *gémellité cellulaire*. J'explique immédiatement quelle signification il faut attacher à cette association de mots, un peu étonnante à première vue.

On sait que toute cellule vivante contient un noyau. Ce noyau renferme une substance qui fixe fortement les matières colorantes, et qu'on appelle pour cela substance chromatique. Lors de la multiplication cellulaire, la division du noyau est précédée de l'orientation de la substance chromatique en un cordon qui se dispose en un certain nombre d'anses: le cordon se fragmente en autant de parties qu'il y a d'anses: chaque partie est ce qu'on appelle un *chromosome*; les chromosomes sont dans la cellule des organes très importants; les travaux très suggestifs de Morgan aboutissent même à les considérer comme jouant un rôle presque exclusif pour la transmission des particularités héréditaires caractérisant les espèces et les variétés.

Dans un certain nombre d'espèces végétales il survient de très loin en très loin une mutation consistant en ce que le nombre des chromosomes est, dans chaque cellule, double du nombre normal. Au lieu d'avoir $2n$ chromosomes dans leurs cellules somatiques et n chromosomes dans leurs cellules gamétiques, ces espèces ont

4 *n* chromosomes dans leurs cellules somatiques et 2 *n* chromosones dans leurs cellules gamétiques. Comme on appelle *état haploïdique* l'état des gamètes normaux et *état diploïdiqua*, l'état des cellules somatiques normales relativement au nombre des chromosomes, on appelle *tétraploïdiques* ces nouvelles espèces. Leurs cellules sont plus grandes que les cellules des sujets normaux, et ces sujets tétraploïdiques sont eux-mêmes plus grands, plus volumineux, plus robustes. Ainsi parmi les formes mutantes d'*OEnothera lamarckiana* qui possède 14 chromosomes, se trouve la forme *OE. gigas* (de Vries) qui fait son apparition une fois sur 100.000 et qui possède 28 chromosomes. On ignore son mécanisme de formation, soit kariokinèse non suivie de division du noyau et du cytoplasme, soit réunion de deux gamètes possédant tous deux un nombre de chromosomes non réduit (c'est l'hypothèse que Morgan considère comme « la plus plausible) », soit mutation directe des cellules somatiques d'un sujet diploïdique (mutation de bourgeon) à laquelle participent les gamètes portés par le bourgeon.

De même, il existe une forme de primevère tétraploïdique (*Primula gigas*) et une forme géante tétraploïdique de la forme hybride *Primula Kervensis* (celle-ci est bien une mutation de bourgeon).

Winckler a produit artificiellement des formes tétraploïdiques de Tomate (*Solanum lycopersicum*) et des formes tétraploïdiques de Morelle noire (*Solanum nigrum*), dans ses expériences de chimères faites par greffe en coin ou en cône de l'une des plantes sur l'autre. Il obtient ainsi des branches à centre formé de tissu de Tomate et à écorce formée de tissu de Morelle. Les cellules centrales, cellules de Tomate, différaient des cellules normales de Tomate en ce qu'elles contenait un nombre double de chromosomes. Elles étaient donc devenues tétraploïdiques. En coupant au ras du col de la greffe la jeune tige ainsi constituée, on peut se débarrasser du tissu de Morelle et les nouveaux bourgeons adventices qui naissent de la partie amputée sont formés uniquement de Tomate tétraploïdique, ayant 48 chromosomes au lieu du chiffre normal 24 ; par l'opération inverse, Winckler a obtenu de même une Morelle tétraploïdique, ayant 144 chromosomes au lieu de 72. Toutes ces variétés tétraploïdiques sont remarquables par leur haute taille et leur robustesse. Ce sont des variétés géantes.

Marchal a pu produire artificiellement des *mousses tétraploïdiques* et même *octoploïdiques*. On sait que les mousses ont une reproduction alternante. Il y a alternance entre une génération asexuée formée de végétaux produisant des spores (*sporophytes*) et une génération sexuée formée de formes produisant des éléments mâles et femelles (*gamétophytes*). Le sporophyte est diploïdique, le gamétophyte haploïdique. Mais dans certaines conditions de culture des fragments de sporophytes régénèrent, non pas un sporophyte complet, mais une mousse sexuée ou gamétophyte, ayant cette particularité d'être diploïdique et d'engendrer des gamètes mâles et femelles diploïdiques; ces gamètes, après s'être unis deux à deux dans l'acte de la fécondation donnent naissance à des sporocytes tétraploïdiques. En traitant de même ceux-ci, Marchal a pu obtenir quelques exemplaires tétraploïdiques.

Rien de semblable n'a été jusqu'à présent observé dans le règne animal. Toutefois on sait que le ver intestinal du cheval appelé *Ascaris megalocephala* comporte deux variétés, l'une à quatre chromosomes, l'autre à deux chromosomes. La première doit sans doute être considérée comme une forme tétraploïdique, par *gémellité cellulaire*.

J'ai tenu à mentionner ce processus si particulier de gémellité cellulaire, qui joue peut être un rôle dans la formation des espèces nouvelles: mais cela nous a entraîné bien loin de la gémellité humaine. On trouve chez les végétaux des analogies beaucoup plus grandes avec celle-ci quand on étudie microscopiquement les phénomènes intimes de la fécondation et des premiers développements de l'embryon végétal chez les plantes supérieures ; chez les végétaux « phanérogames », on est conduit avec surprise à constater un processus des plus curieux, qui a été révélé par le maître Guignard, et qui est bien un processus gémellaire.

Le grain de pollen qui tombe sur le stigmate de la fleur, y germe réellement, en ce sens qu'il pousse tout le long du style floral une expansion qui pénètre jusque dans l'ovaire. Dans cette expansion du grain de pollen se différencient deux cellules, allongées et mobiles, que les botanistes appellent *anthérozoïdes*. Ce sont là les vrais éléments mâles, les « gamètes » mâles, homologues, à tous points de vue, des spermatozoïdes de l'homme, tandis que le grain de pollen est homologue de la « spermatogonie » c'est-à-dire de la cellule du testicule d'où dérivent par division les spermatozoïdes.

Les anthérozoïdes, portés par l'expansion pollinique jusque dans l'intérieur de l'ovaire de la fleur, arrivent au conctact de ce que les botanistes appelent le *sac embryonnaire*. Ils désignent ainsi un groupement de huit cellules qui dérivent par bipartitions successives d'un élément femelle primitif, homologue de l'*ovogonie* de l'ovaire embryonnaire humain.

Ces huit cellules sont groupées ainsi : trois à l'extrémité supérieure dont une, au milieu, porte le nom d'*oosphère*, et deux, par côtés, sont appelées synergides ; trois à l'extrémité inférieure, qui sont appelées *cellules antipodes ;* enfin, à la partie moyenne, une masse protoplasmique contenant deux noyaux.

Des deux anthérozoïdes, l'un aborde l'*oosphère*, y pénètre comme le spermatozoïde pénètre dans l'ovule ; il se déroule alors la même suite de phénomènes que dans toute la série des êtres : formation d'un *pronucleus* mâle allant à la rencontre du *pronucleus* femelle qui n'est autre que le noyau de l'oosphère ; fusion des deux *pronuclei* ; multiplication rapide de la cellule ainsi fécondée, qui devient l'*embryon* ou *œuf*.

Quant au second anthérozoïde, il va se fusionner avec un des noyaux de la masse protoplasmique, par la même suite de phénomènes, formation des *pronuclei*, fusion des *pronuclei*, division ultérieure de la cellule ainsi fécondée. A côté du premier embryon, se forme donc un second embryon qui a reçu le nom *d'embryon accessoire* ou *œuf accessoire*, et qui est vraiment le jumeau du premier œuf.

Mais des deux jumeaux ainsi formés, un seul se développe définitivement pour, dans la graine, former l'embryon qui, germant, produira la plante fille. L'autre œuf, l'œuf accesssoire, commence bien, lui aussi, à se développer par multiplication de la cellule-mère primitive, mais les cellules-filles ainsi formées, au lieu de se différencier en tissus, se chargent de substances de réserve et forment l'*albumen* de la graine, c'est-à-dire la portion de la graine, qui, lorsque celle-ci germera, ne servira qu'à nourrir l'embryon.

La graine est donc en réalité un être double. Elle est comparable à ces monstres doubles dans lesquels un seul des êtres est normal; l'autre, plus ou moins informe, parasite du premier, ne vit pas d'une vie propre. Mais, dans l'espèce humaine et chez les vertébrés, ces cas sont exceptionnels, et le sujet accessoire est une gêne et non un secours pour le sujet principal. Il mérite bien le nom de parasite. Au contraire dans la graine, le même processus est normal et est utilisé pour favoriser le développement régulier du sujet principal.

Voici, n'est-ce pas, une analogie bien inattendue et des plus curieuses, et qui montre bien à la fois, et l'unité foncière des grands processus biologiques dans toute la série des êtres vivants, et l'extrême variété dans la manière dont ces processus sont utilisés pour leur adaptation aux circonstances de vie et de développement de chacun de ces êtres.

CHAPITRE XII

ÉTUDE EXPÉRIMENTALE ET CONCLUSIONS

Gémellité bivitelline : rôle de l'hyperovarie ; influence maritale.

Gémellités monochoriales : les ovisacs à deux ovules ; les ovules à deux noyaux ; la polyspermie : polyspermie physiologique et polyspermie expérimentale ; les spermatozoïdes à deux têtes ; plus grande fréquence chez les syphilitiques ; gémellité par fragmentation : fragmentation blastomérique et fragmentation embryonnaire.

Tableau des théories de la gémellité.

Conclusions.

Nous pouvons maintenant exposer dans une vue d'ensemble l'origine et le mode de réalisation des jumeaux et exposer les théories sur ce sujet ainsi que les expériences à l'appui.

L'origine des faux jumeaux, jumeaux accidentels, jumeaux bichoriaux, bivitellins ou biovulaires, comme on voudra les appeler, ne nous retiendra pas longtemps. Elle ne diffère en rien de celle des naissances isolées. Chacun des jumeaux nait d'un seul ovule fécondé par un seul spermatozoïde, comme pour les sujets isolés. S'il y a gémellité, c'est uniquement parce que deux de ces ovules sont pondus en même temps ou à peu d'intervalle et se développent simultanément côte à côte dans l'utérus. Il y a deux corps jaunes de grossesse soit dans l'un et l'autre ovaire, soit parfois dans le même ovaire. Cette origine est tout à fait bien établie par tout ce qui a été dit dans les chapitres précédents. Nous n'avons pas à y revenir.

Mais pourquoi certaines femmes ont-elles cette disposition à pondre des ovules plus fréquemment que d'autres femmes, et à des époques assez rapprochées pour que deux ou même plusieurs de ces ovules puissent se développer? Nous avons vu que cette disposition, rare chez les femmes jeunes, a sa plus grande fréquence chez les femmes dans la force de l'âge, et se voit surtout chez les femmes concevant facilement, ayant eu, ou devant avoir, de nombreuses grossesses. Cela a été toujours remarqué et cette remarque est corroborée et précisée par les documents statistiques que nous avons cités plus haut.

Puech (de Nîmes) a publié un travail dans lequel il établit une relation entre le volume exagéré des ovaires et la tendance aux grossesses multiples. En fait, assez souvent, chez les femmes ayant tendance aux grossesses gémellaires bivitellines, on peut retrouver des signes d'hyperovarie : elles sont réglées abondamment, régulièrement et parfois à intervalles plus courts que les 28 jours classiques, tous les 26, 25, 24 jours. Elles sont vives, actives, ardentes. Elles ont été réglées précocement, et elles continueront à l'être tardivement. Elles ont tendance à l'hyperfonctionnement des glandes sébacées, à la séborrhée grasse, à l'acné, aux comédons.

De telles femmes ont-elles le sens génital plus développé que la normale ? Ont-elles un tempérament excessif ? Les renseignements sur ce point ne sont pas faciles à se procurer, ni sûrs. La dépravation féminine est bien plus le fait d'un état cérébral que d'un état ovarien, et les dépravées ne sont pas des femmes fécondes, au contraire. L'herbe ne pousse pas sur les grandes routes. L'hyperovarie paraît d'autre part plus en rapport avec le développement et le fonctionnement intenses du tissu interstitiel de l'ovaire, qu'avec celui des ovules. Mais ne doit-on pas admettre une certaine relation de l'un avec l'autre.

Le peuple n'attribue pas ordinairement la fécondité exagérée des mères de jumeaux à la salacité de la mère, mais à celle du mari. Comme cela a lieu bien souvent, l'opinion actuelle du vulgaire ne fait que reproduire une opinion autrefois admise par les médecins. Dionis qui a écrit en 1721 un « Traité général d'accouchements » y explique (p. 13) la gémellité de la façon suivante :

« Autant d'enfants il y a, ce sont autant d'œufs qui tombent à la fois des ovaires dans la matrice. En voulant faire tomber une poire d'un arbre, si vous secouez trop fortement le poirié (*sic*), il en tombera deux ou trois au lieu d'une : de même si le mari travaille avec trop d'ardeur à faire tomber un œuf, au lieu d'un il en tombe deux ou trois, principalement quand il a une femme féconde aussi sensible au plaisir et aussi emportée que lui. »

Une autre idée baroque est celle que les jumeaux sont dus à deux coïts répétés coup sur coup : d'où les histoires de maris furieux de devenir pères de jumeaux, persuadés que leurs femmes les avaient trompés parce que, n'ayant jamais répété avec elle deux fois de suite le coït, ils n'avaient pu, disaient-ils, engendrer des jumeaux.

Le mari n'a-t-il donc aucune part dans la gémellité ? Logiquement, il faudrait le croire; pourtant au chapitre hérédité nous avons vu que le mari semble d'après les constatations et les statistiques avoir une importance qui, d'après certains relevés, serait parfois presque égale à celle de la femme. L'influence du mari se comprend mal précisément dans les grossesses bivitellines, et pourtant nous avons vu que c'est pour celles-là que l'hérédité, d'après les statistiques, a de l'influence. Il y a donc là une énigme non encore résolue.

Nous en venons aux grossesses, sinon uniovulaires, du moins monochoriales; nous avons jusqu'ici été habitués à considérer comme synonymes les deux termes; mais il n'en serait pas ainsi si la théorie de Rosner, que nous devons tout d'abord exposer (et réfuter) était vraie.

Rosner, étudiant les ovaires du Tatou, a remarqué que, chez cet animal, de nombreux ovisacs contenaient plus d'un ovule; il en serait ainsi pour 42 p. 100 d'entre eux et les plus développés auraient contenu quatre ovules ce qui est justement le nombre de jumeaux observés dans l'espèce de Tatou étudiée. Rosner a établi immédiatement une relation entre ces deux particularités. Il pense que, chez le Tatou, chaque ovisac arrivé à maturité contient quatre ovules; quand l'ovisac se rompt, les quatre ovules seraient en même temps projetés dans la trompe et restant groupés en arrivant dans l'utérus nideraient dans un même point; par suite une même enveloppe chorionique les contiendrait, mais, on le voit, les quatre jumeaux proviendraient de quatre ovules différents. C'est pourquoi je disais plus haut que, dans cette théorie, le terme monochorial n'est pas synonyme d'uniovulaire.

Une telle théorie supposait que chacun des quatre ovules était fécondé par un spermatozoïde différent: par conséquent les quatre ovules fécondés n'avaient pas même patrimoine héréditaire et l'identité des jumeaux monochoriaux ne s'expliquait plus non plus que leur unisexualité. Pourtant, chez les Tatous les jumeaux ont bien les caractères des jumeaux uniovulaires; ils sont toujours du même sexe, et, quant à leur identité, elle peut être vérifiée d'une façon précise, chiffrée même. Les Tatous ont le corps couvert de grandes écailles dont le nombre varie beaucoup, d'une espèce à l'autre, et varie encore assez largement dans l'intérieur d'une même espèce. Ainsi dans l'espèce du Tatou à 7 bandes ou armadillo (*Tatusia novemcinctata*) le nombre des écailles peut varier entre 510 et 620: l'étendue de la variation est de même ordre si, au lieu de s'adresser à l'espèce entière, on s'adresse à une même lignée provenant des deux mêmes père et mère et comprenant une série assez nombreuse de portées successives. Mais, dans une même portée univitelline, la variation ne dépasse pas 5 ou au plus 6 unités, soit 1 p. 100, tandis qu'elle atteint 10 p. 100 dans l'espèce. Il faut donc bien admettre que les quatre petits ont même patrimoine et proviennent d'un même ovule fécondé par un seul spermatozoïde ce qui ne cadre pas avec la théorie de Rosner.

Une telle contradiction a engagé M. Cuénot à vérifier si le fait premier invoqué par Rosner en faveur de sa théorie était bien exact : M. Cuénot (1903) a pu se procurer quatre ovaires de Tatous et les examiner. Au lieu du chiffre de 42 p. 100 d'ovisacs à deux ou plusieurs ovules trouvé par Rosner, il a trouvé respectivement pour chacun des quatre ovaires 12 p. 100, 4 p. 100, 1 p. 100 et 0 p. 100 d'ovisacs à deux ovules ou très exceptionnellement à trois ovules. De tels chiffres ruinent la théorie de Rosner.

Il est bien certain que le processus habituel chez le Tatou est la bipartition deux ou plusieurs fois répétée d'un germe primitivement unique (processus vérifié depuis par Fernandez et Patterson) et issu d'un ovule unique fécondé par un spermatozoïde unique. Il en est de même pour la gémellité univitelline humaine. Ainsi s'explique de façon très satisfaisante l'identité de sexe et de caractères des jumeaux univitellins.

Il faut rapprocher de la théorie de Rosner celle de Schultze qui attribue la gémellité univitelline au développement de deux embryons dans des ovules à deux noyaux.

L'existence dans l'ovaire d'ovules à deux noyaux n'est pas exceptionnelle. C'est même un stade nécessaire puisque dans les follicules primaires des fœtus femelles et des nouveau-nées, les ovules se multiplient par mitose de leur noyau : la bipartition d'un ovule est précédée de celle du noyau. Il est plus exceptionnel de trouver deux noyaux dans des ovules ne présentant aucune tendance à la duplicité de la masse protoplasmique. Pourtant Hirigoyen, Perrotin, Sappey, Schulin citent des cas semblables observés de façon très exceptionnelle dans l'espèce humaine, mais presque toujours chez des fillettes. Franqué a toutefois vu chez une jeune fille non encore complètement développée de nombreux ovules primordiaux (Ureïer) à deux noyaux dans les deux ovaires, avec unité indubitable de la masse protoplasmique: il a même vu un ovule de 70 μ de diamètre avec 3 noyaux de 12 à 15 μ de diamètre. Mais ce n'est pas là un ovule mûr car à l'époque de la maturité l'ovule mesure 100 à 200 μ.

Chez une femme de 35 ans qui avait eu 14 grossesses et dont les ovaires avaient été enlevés par ovariotomie, le même auteur a trouvé un ovule mûr avec deux noyaux tout à fait normaux; il en donne une figure bien démonstrative.

Il paraît donc exact, quoique très rare, qu'il existe chez la femme, comme au reste dans d'autres espèces, certains ovules qui, avant toute fécondation, possèdent deux noyaux. Quel rap-

port existe-t-il entre cette constatation et la gémellité? Pas plus que les ovisacs à deux ovules, les
ovules à deux noyaux ne semblent pouvoir donner
naissance à des jumeaux identiques. Il est bien
vrai qu'ils doivent fournir s'ils se développent des
œufs monochoriaux à deux embryons, mais
chacun des noyaux nécessitant pour sa fécondation un spermatozoïde, les deux jumeaux n'auraient pas même patrimoine, ils ne seraient pas
identiques, ils pourraient (dans 50 p. 100 des cas)
ne pas être de même sexe. Or l'expérience montre
que les jumeaux monochoriaux sont toujours du
même sexe. Les ovules à deux noyaux ne par-
raissent donc pas être à retenir comme jouant
un rôle dans la gémellité.

S'il en était autrement, on devrait du reste
trouver chez les Tatous des ovules à plusieurs
noyaux. Les examens histologiques de Cuénot
ont montré que les ovules multicléés sont aussi
rares chez ces animaux que chez ceux où l'ovule
ne produit en règle qu'un embryon.

Nous admettons donc que les jumeaux identiques proviennent d'un ovule unique. Certaines
théories, tout en admettant l'ovule unique,
expliquent la gémellité par l'intervention de deux
spermatozoïdes dans la fécondation (et éventuellement de plusieurs dans la multigémellité).
Cette pénétration de deux ou plusieurs sperma-

tozoïdes dans l'œuf est ce qu'on appelle la *polyspermie*.

L'existence de la polyspermie dans certaines espèces animales est hors de doute. Dans certaines espèces, elle peut être observée directement et semble le processus normal ; dans d'autres espèces, elle peut être provoquée exceptionnellement par divers artifices. La première s'appelle *polyspermie physiologique;* la seconde *polyspermie expérimentale.*

La polyspermie est physiologique et constante chez certains Invertébrés tels que les Bryozoaires et les Insectes, et chez plusieurs classes de Vertébrés qui sont les Oiseaux, les Reptiles, les Batraciens urodèles et parmi les Poissons, les Sélaciens. Au contraire, la monospermie est la règle chez les Mammifères, chez les Batraciens anoures et chez la majorité des Poissons. Tous les Vertébrés monospermiques ont des ovules petits, où les substances de réserve sont rares ou disséminées, où le noyau est, sinon central, du moins non refoulé tout à fait à la périphérie. Quand le sperme arrive à portée de tels ovules, le spermatozoïde le plus proche pénètre l'ovule au point de contact ; la tête du spermatozoïde s'insinuant dans le protoplasma de l'ovule y provoque immédiatement la formation de traînées réfringentes en étoile qui convergent vers elle (*aster mâle*). Les branches de cet aster dirigent la migration les uns vers les autres des chromosomes issus des pronuclei mâle et femelle. La conjugaison de ces deux pronuclei réalise le noyau de l'ovule fécondé.

Dès les premiers rudiments de formation de l'aster mâle, le protoplasma est modifié et subit un changement d'état tel qu'il ne peut plus (sauf exception que nous étudierons plus loin) être pénétré par un second spermatozoïde. Ainsi est réalisé, chez les Vertébrés monospermiques et en particulier chez l'homme, le mécanisme qui assure la monospermie.

Les auteurs qui pensent que la grossesse gémellaire univitelline peut s'expliquer par la pénétration exceptionnelle de deux spermatozoïdes dans l'ovule de la femme, sans nier que ce mécanisme fonctionne le plus souvent, pensent que parfois il peut se trouver en défaut et que la polyspermie peut se réaliser exceptionnellement chez l'homme.

Pour apprécier si cette idée peut être défendue, voyons ce qui se passe dans la polyspermie des animaux chez qui elle est la règle.

Chez les Batraciens urodèles (Tritons, Axolotls), la polyspermie avorte très rapidement. En effet, en même temps ou peu après que le spermatozoïde principal a pénétré l'ovule en subissant la même destinée et en provoquant les mêmes modifications que dans l'œuf monospermique, un ou

plusieurs autres spermatozoïdes pénètrent l'ovule
en des points plus éloignés du noyau ovulaire.
Généralement, cette pénétration n'est possible
que dans l'hémisphère opposé au noyau et assez
loin du point où a pénétré le spermatozoïde
principal. Assez rapidement, les spermatozoïdes
secondaires dégénèrent et disparaissent, parfois
après avoir ébauché un début d'aster et de division chromatique.

Dans les gros œufs très chargés de substances
de réserve des Sélaciens, des Reptiles et des
Oiseaux, la polyspermie a une destinée beaucoup
plus importante. La substance formative destinée
à former l'embryon est dans ces ovules refoulée
vers un point de la périphérie ovulaire par
l'abondance des substances de réserve. Elle
forme en un point de cette périphérie un amas
discoïde appelé disque germinatif. Le noyau en
occupe le centre. Quand le sperme est déversé
sur l'ovule, les spermatozoïdes à portée du
disque germinatif y pénètrent ; le plus central, le
plus proche du noyau ovulaire, se comporte
vis-à-vis de ce noyau comme le spermatozoïde
unique dans les œufs monospermiques. Les
autres spermatozoïdes forment comme le premier
chacun un aster et un pronucleus mâle. Mais au
fur et à mesure que l'aster principal se développe et que le noyau de l'œuf se reconstitue,
les asters secondaires et les pronuclei secondaires

sont comme refoulés à la périphérie. Dans la
plupart des cas, ils suivent le sort des substances
de réserve. Toutefois, dans certains cas, ces
pronuclei, à la limite de la zone de transition
entre le protoplasma formatif et les substances
nutritives, se comportent comme de véritables
noyaux, se multiplient par des mitoses soit régu-
lières, soit polycentriques ; ils peuvent même
provoquer à la périphérie du disque germinatif
l'ébauche de quelques sillons de division incomplète. Mais ils ne prennent aucune part à la
formation de l'embryon lui-même ; celui-ci résulte
tout entier des divisions successives du noyau
principal et du protoplasma formatif.

Finalement, la polyspermie physiologique
n'aboutit à la formation que d'un seul embryon. Elle n'a donc aucun rapport avec la
gémellité.

Expérimentalement, M. Brachet a pu provoquer dans l'ovule normalement monospermique
de la grenouille une polyspermie expérimentale.
Il suffit pour cela d'en pratiquer la fécondation
artificielle avec du sperme très concentré. Alors
deux, trois, quatre, cinq, parfois dix ou douze
spermatozoïdes pénètrent simultanément ou à
peu près dans l'ovule par différents points ;
chacun d'eux forme un aster et un pronucleus
mâle ; ces asters semblent se repousser l'un
l'autre, action qui a pour effet de répartir les

pronuclei mâles de façon assez uniforme, même quand deux ou plusieurs d'entre eux sont primitivement plus particulièrement proches l'un de l'autre. Le protoplasma ovulaire se partage en autant de segments qu'il y a de pronuclei. Dans le segment où se trouve le pronucleus femelle, la jonction avec le pronucleus mâle de ce segment se fait comme d'habitude pour reconstituer un noyau. Dans les autres segments, le noyau reste incomplet et réduit au pronucleus mâle. Malgré cette imperfection, tous les noyaux, le complet et les incomplets, entrent synchroniquement en mitose normale bipolaire ; l'œuf, segmenté en autant de blastomères qu'il a pénétré de spermatozoïdes, continue à évoluer par bipartitions blastomériques successives et, dans les cas réussis, on obtient des larves en apparence bien conformées. Néanmoins, un têtard issu de polyspermie est toujours voué à la mort avant sa métamorphose et cela d'autant plus vite que la polyspermie était plus accentuée. Un têtard issu d'un ovule qui a reçu cinq spermatozoïdes ne peut que survivre que 10 jours après son éclosion ; celui issu de deux spermatozoïdes peut atteindre jusqu'à trois mois ; mais tôt ou tard survient une déchéance qui aboutit à la mort. Si on cherche la cause de cette déchéance, l'examen microscopique des tissus montre que le volume des cellules musculaires, des cellules nerveuses, etc., est réduit d'environ moitié dans une partie du corps plus ou moins étendue selon le degré de la polyspermie : moitié du corps dans les têtards dispermiques, deux tiers dans les têtards trispermiques, etc.

En résumé, un ovule expérimentalement fécondé par plusieurs spermatozoïdes donne naissance à une larve unique plus ou moins anormale. Elle n'est jamais l'origine de jumeaux du moins dans les conditions des expériences, et, d'après le détail de celles-ci, il semble bien difficile qu'il en soit autrement, même dans des conditions différentes.

La formation des jumeaux univitellins a été attribuée aussi à la fécondation d'un ovule par un spermatozoïde à deux têtes, ou au moins muni d'une tête double, garnie de deux chromosomes. Il se formerait, dans ce cas, un double aster de fécondation ; la première bipartition normale du noyau ovulaire serait remplacée par une quadri-partition, avec formation d'un double centre de développement embryonnaire.

Cette théorie, exposée par Broman (1902) repose sur un fait vrai, l'existence en proportion variable chez certains sujets de spermatozoïdes à deux têtes, ou à tête double avec deux cous, c'est-à-dire deux centrosomes ; ces spermato-zoïdes ont été découverts et étudiés par Retzius

(1881) ; mais la quadripartition invoquée par Broman est pure hypothèse.

Cette théorie donne toutefois une explication satisfaisante à la production de jumeaux du fait du mari telle qu'elle semble ressortir de faits exposés plus haut (p. 71) ; elle demande donc a être discutée.

Widakowich (de Buenos-Aires) a repris récemment (*Semana medica* 1919 et 1920) la théorie de Broman en y ajoutant un nouvel argument : il a trouvé ces spermatozoïdes anormaux presque uniquement chez des syphilitiques, et cela cadre bien avec la fréquence des grossesses gémellaires univitellines dans les ménages syphilitiques.

Voici les chiffres donnés par Widakowich : 33 hommes sains lui ont fourni sur 1.000 spermatozoïdes de 970 à 990 spermatozoïdes normaux (en moyenne 981). Les spermatozoïdes anormaux étaient surtout des formes à une tête et deux queues (6 p. 1.000 en moyenne), à deux têtes et une queue (1 p. 1.000), à deux têtes et deux queues (adhérence par la partie intermédiaire) (1 p. 1.000), à grosse tête (1 p. 1.000), à petite tête (2 p. 1.000, à tête lancéolée (1,5 p. 1.000), ou des formes présentant des anomalies de la partie intermédiaire (6 p. 1.000).

Chez huit syphilitiques avérés, il trouve seulement 922 spermatozoïdes normaux, 23 à une tête et deux queues, 1 à une tête et trois queues, 0,3 à une tête et quatre queues, 6 à deux têtes et une queue, 0,25 à trois têtes et une queue, 0,13 à quatre têtes et une queue, 9 à deux têtes et deux queues, 0,25 à trois têtes et deux queues, 5 macrocéphaliques, 11 microcéphaliques, 2,6 à tête lancéolée, 18,5 avec anomalies de la partie intermédiaire.

Il trouve des chiffres intermédiaires chez des hommes soupçonnés seulement d'être syphilitiques, et pense même qu'on pourrait faire par l'examen du sperme un diagnostic rétrospectif de syphilis même après disparition de la réaction de Wassermann. Il a même, en examinant le sperme d'un certain nombre de sujets, décelé par ce seul examen et par la constatation d'un chiffre exagéré de formes anormales (117 et 68 p. 1.000) deux cas d'hérédosyphilis qui ont été vérifiés par la constatation ultérieure sur les deux sujets des stigmates propres à cette maladie.

Ayant ainsi établi une relation entre la syphilis et la fréquence des formes anormales de spermatozoïdes, l'auteur rappelle qu'il faut toutefois noter que la différence entre syphilitiques et non syphilitiques est seulement question de proportion. Même chez les sujets sains il existe toujours des formes anormales. En particulier les spermatozoïdes à deux queues et à deux cous se rencontrent toujours dans tous les spermes dans une proportion de 6 pour 1.000 en moyenne chez les sujets sains. Le chiffre le plus bas a été 1 pour 1.000. On trouve aussi constamment une minime proportion de cette même forme dans toutes les espèces de mammifères examinées à ce point de vue (singes divers, chien, écureuil, étalon, taureau, bouc, bélier, cochon).

Broman les a étudiés chez le crapaud et la salamandre où leur formation serait due à une mitose bipolaire anormale des préspermatides. Les chromosomes, au lieu de se diviser dans les deux cellules de division comme c'est la normale, resteraient quelquefois partiellement unis et viendraient à être enveloppés par une membrane nucléaire commune, d'où production anormale de spermatozoïdes à double noyau céphalique.

De ces très intéressantes études, devons-nous conclure comme Broman et Widakowich que les spermatozoïdes à deux et plusieurs têtes sont l'origine des grossesses univitellines à deux ou plusieurs embryons. Cette conclusion n'est pas établie sur des bases fermes. Elle ne paraît pas, en tout cas, s'appliquer au cas des grossesses univitellines multiples des tatous dont les spermatozoïdes devraient être tous polycéphales. Mais l'hypothèse est intéressante et s'il est à croire que c'est exagéré de vouloir expliquer par elle la généralité des grossesses gémellaires univitellines, nous n'avons pas non plus la preuve qu'elle ne puisse, dans un certain nombre de faits, répondre à la réalité.

Reste la dernière explication, celle-ci démontrée pour les Tatous, et s'appliquant vraisemblablement aussi à la plupart des cas de gémellité univitelline humaine : les jumeaux univitellins dérivent d'un ovule unique fécondé par un spermatozoïde unique et normal, mais, par suite d'influences particulières, cet ovule donne anormalement naissance à deux embryons au lieu d'un.

Deux modes de formation du double centre embryonnaire peuvent être envisagés : ou bien l'ovule fécondé se partage en deux dès le stade à deux blastomères et chacun des deux blastomères primitifs se comporte ensuite comme un ovule isolé. C'est la théorie de la bipartition blastomérique. Ou bien c'est ultérieurement, après la fin du stade blastomérique et au stade gastrula qu'il se forme sur un même bouton embryonnaire deux lignes primitives, d'où formation d'un double embryon.

Envisageons l'un après l'autre ces deux processus. Commençons par celui de la bipartition blastomérique. La séparation des deux premiers blastomères est facile à réaliser chez certains vertébrés inférieurs à œufs se développant dans 'eau. On peut employer pour cela soit le secouage, soit le brossage de l'agglomérat d'œufs, soit la séparation mécanique directe effectuée de visu grâce à la loupe ou au microscope. On obtient aussi parfois le développement isolé de chacun des deux blastomères en soumettant l'œuf à ce stade à l'action de solutions hypertoniques.

Chez l'Amphioxus, si on isole l'un de l'autre les deux premiers, ou même les quatre premiers blastomères, chacun d'eux donne une larve complète (Ed. B. Wilson); il en est de même chez les Poissons inférieurs. Au contraire, chez la grenouille (Brucher), si on détruit un des blastomères, il se forme un hémiembryon, soit une moitié droite ou gauche, soit une moitié céphalique ou caudale, soit une moitié à plan de séparation oblique; dans le premier cas, le premier plan de séparation coïncide avec le plan de symétrie déterminable grâce au croissant gris pigmentaire que porte l'œuf de grenouille; dans le second, ce premier plan est perpendiculaire à ce plan de symétrie; dans le troisième, il lui est oblique. Il est probable que certains œufs portent déjà avant leur segmentation des localisations préformées, tandis que cette prélocalisation n'existe pas chez d'autres. On a donné aux premiers le nom d'œufs à potentialité en mosaïque, aux seconds le nom d'œufs à potentialité régulatrice.

Toutefois l'œuf de la grenouille peut dans certaines circonstances perdre sa potentialité en mosaïque. Il suffit de le retourner, de maintenir en bas l'hémisphère portant le croissant gris qu'on remarque sur ces œufs, pour que tout soit changé. Cet hémisphère contient le protoplasma formatif le plus abondant, lequel se trouve ainsi transporté au pôle inférieur. Mais plus léger que le protoplasma nutritif, il a tendance à remonter au nouveau pôle supérieur et émigre. Pendant cette période de remaniement de la substance de l'œuf, la potentialité en mosaïque disparaît et fait place à la potentialité régulatrice. Si en effet on retourne l'œuf au moment où il tend à se diviser en deux blastomères, et si, après la division effectuée, on détruit un des deux blastomères formés, le blastomère restant formera, non plus un hémiembryon comme tout à l'heure, mais une larve complète. Quand on laisse subsister les deux blastomères, on obtient parfois deux larves jumelles.

Par la même technique Wetzel a pu obtenir deux embryons normaux d'un même œuf de triton.

Chez des animaux plus inférieurs, tels que les Oursins, il suffit de secouer les œufs au stade de deux ou même de quatre blastomères pour que ceux-ci se séparent et pour que chacun d'eux développe un embryon complet. On obtient le même résultat en traitant les œufs d'Oursin par l'eau de mer privée de calcium. Si on agit de même au stade à huit blastomères, seuls les quatre blastomères inférieurs se développent, car ce pôle est chez l'oursin celui qui contient le plus de protoplasma formatif; les quatre blastomères supérieurs, qui en contiennent une quantité moindre, évoluent anormalement et donnent des embryons avortés ou défectueux.

Le processus de la fragmentation blastomérique est en somme possible chez un certain nombre d'espèces animales dont les œufs sont peu chargés de protoplasma nutritif et dont le protoplasma formatif n'est pas localisé en une zone restreinte de l'œuf. Une telle fragmentation peut-elle se produire sur l'œuf humain au stade à deux blastomères? C'est possible, car l'œuf des mammifères ressemble plus aux petits œufs des Batraciens qu'aux œufs énormes des Reptiles et des Oiseaux. Toutefois la polyembryomie du Tatou, qui est le processus de gémellité univitelline constante le seul connu et bien étudié chez les Mammifères, appartient nettemment d'après ce que nous avons exposé plus haut (page 219) au type de la *Fragmentation embryonnaire*.

Peut-on expérimentalement provoquer, chez des animaux appropriés, une fragmentation de ce second type?

Chez les animaux inférieurs, lorsqu'on fragmente un animal adulte (hydre), ou mieux encore un embryon (nombreuses espèces), chaque fragment est susceptible de régénérer un sujet complet. Il s'agit là de fragmentations traumatiques. Mais chez certains animaux inférieurs, la fragmentation de la larve est un processus physiologique, donnant naissance à plusieurs animaux parfaits. C'est le cas en particulier de bon nombre de Cœlentérés à génération alternante (Méduses). Mais il s'agit là de faits qui ne rappellent que de loin ce qui est susceptible de se passer dans la gémellité humaine.

Les Tatous sont les animaux les plus élevés dans l'échelle chez qui le processus de fragmentation de l'embryon soit un processus habituel. Il est très probable que dans l'espèce humaine, le processus qui donne naissance à la gémellité univitelline est très semblable à ce qui a été constaté chez le Tatou. Les embryons multiples du Tatou proviennent d'un seul œuf fécondé, c'est-à-dire d'un même ovule fécondé par le même spermatozoïde. Il y a toute chance qu'il en soit de même pour l'espèce humaine : cela cadre tout à fait avec ce que nous savons de l'unisexualité des jumeaux univitellins ainsi que de leur identité de conformation, de goûts, d'aptitudes et de maladies.

Le tableau suivant résume les conditions qui ont été invoquées pour expliquer la formation de jumeaux :

A) *Deux ovules distincts, provenant de deux ovisacs distincts, et fécondés chacun par un spermatozoïde particulier.* — C'est le processus qui est admis par tous comme aboutissant aux gémellités bichoriales, bivitellines, c'est-à-dire à plus des deux tiers des faits de gémellité humaine.

B) *Deux ovules accolés, provenant d'un même ovisac, et restant accolés après leur fécondation chacun par un spermatozoïde particulier.* — Une telle origine, invoquée par Rosner pour expliquer la gémellité univitelline, ne peut s'y appliquer : elle donnerait il est vrai des jumeaux monochoriaux, mais bivitellins et provenant de deux ovules et de deux spermatozoïdes distincts, par conséquent susceptibles d'être bisexués. La théorie de Rosner ne pourrait être acceptée que si on rencontrait des jumeaux monochoriaux bisexués, ce qui n'est pas.

C) *Un ovule à deux noyaux, chaque noyau étant fécondé par un spermatozoïde particulier.* Même argumentation.

D) *Un ovule normal fécondé par deux spermatozoïdes (polyspermie).* — La polyspermie physiologique de certains animaux et la polyspermie expérimentale de certains autres n'aboutissent jamais à la gémellité. En outre, l'argumentation contre la théorie B reste valable.

E) *Un ovule normal fécondé par un spermatozoïde à deux têtes ou au moins à deux chromosomes.* — Cette éventualité échappe à l'objection précédente et s'étaie d'autre part sur la fréquence chez les syphilitiques à la fois des spermatozoïdes à deux têtes et des grossesses gémellaires univitellines. Elle ne repose toutefois sur aucune constatation directe et sa réalité reste douteuse.

F) *Un ovule normal fécondé par un spermatozoïde normal. Fragmentation ultérieure de l'œuf* a) *au stade blastomérique :* c'est un processus qui existe chez les animaux inférieurs, mais qui ne paraît pas se réaliser chez les mammifères ; b) *au stade embryonnaire:* c'est le processus normal chez certains mammifères; c'est celui qui vraisemblablement se réalise dans l'espèce humaine pour donner les gémellités univitellines.

TABLE DES MATIÈRES

Pages

INTRODUCTION. 5

CHAPITRE PREMIER. — **Notions anatomiques, physiologiques et embryologiques.** 11

L'ovaire et les ovules. Ponte ovulaire. Double ponte donnant lieu aux jumeaux biovulaires ou bivitellins, nés chacun d'un ovule. Autre variété de gémellité : jumeaux nés de la division d'un seul ovule, jumeaux uniovulaires ou univitellins. Identité absolue entre jumeaux univitellins ; simple ressemblance fraternelle entre jumeaux bivitellins. Patrimoines héréditaires identiquement constitués dans le premier cas. Patrimoines héréditaires résultant d'une distribution autre chez l'un et l'autre jumeau dans le second cas. Constitution des membranes de l'œuf à terme différente dans les deux genres de gémellité et permettant de les distinguer. Deux « corps jaunes ovariens » dans la gémellité biovulaire, soit un sur chaque ovaire, soit même deux sur le même ovaire ; un seul corps jaune dans la gémellité uniovulaire. Fragmentation ovulaire ou fragmentation embryonnaire.

CHAPITRE II. — **La grossesse et l'accouchement gémellaires** 28

Signes de la grossesse gémellaire : jumeaux placés l'un à côté de l'autre, l'un devant l'autre, l'un au-dessus de l'autre. Palpation. Auscultation.
Evolution et durée de la grossesse gémellaire.
Accouchement gémellaire.

Pages

CHAPITRE III. — **Données statistiques sur les divers facteurs de la gémellité** 45

Fréquence selon les pays. Fréquence relative des jumeaux univitellins et des jumeaux bivitellins : constatations par l'examen des membranes; calculs basés sur la sexualité.

Fréquence selon l'âge de la mère.

Fréquence selon le nombre d'accouchements antérieurs. (Toutes ces données diffèrent selon qu'on considère les jumeaux univitellins ou bivitellins.)

CHAPITRE IV. — **Hérédité de la gémellité** 62

Divers genres d'hérédité. Réitérations de grossesses gémellaires. Disposition familiale aux grossesses gémellaires. Transmission par le père aussi bien que par la mère. Influence du mari.

CHAPITRE V. — **Causes pathologiques de la gémellité.** 75

C'est sur les grossesses univitellines qu'elles doivent agir. La syphilis a été à peu près la seule maladie signalée à ce point de vue. La tuberculose agit peut-être de la même façon.

CHAPITRE VI. — **Incidents évolutifs de la grossesse gémellaire.** 83

L'inégalité de développement des deux jumeaux.

Grossesses bivitellines. — Superfécondation et superfœtation. Mort d'un des deux jumeaux. *Fœtus papyraceus* et *fœtus compressus*. Expulsion isolée d'un des jumeaux. Les « Vopisques ».

Grossesses univitellines. — Fœtus transfuseur et fœtus transfusé. Hydramnios aigu. Monstres acardiaques, acéphales, anidiens.

CHAPITRE VII. — **Elevage des jumeaux.** 110

Les jumeaux naissent en général petits et débiles. Mortinatalité comparée des jumeaux et des non-jumeaux. Mortinatalité comparée des jumeaux bivitellins et univitellins. Plus grande fragilité de ceux-ci.

Les premiers mois et les premières années des jumeaux. L'anémie ferriprive chez les jumeaux.

CHAPITRE VIII. — **L'identité de conformation, de goûts,**

Pages

de maladies chez certains jumeaux. Maladies
gémellaires 123

Identité physique; empreintes digitales; identité de
goûts; curieuses coïncidences.
Identité jusque dans les anomalies et les conforma-
tions vicieuses. Jumeaux hermaphrodites. Mons-
truosités rares identiques chez les deux jumeaux.
Exception pour les *nœvi*.
Identité de réaction vis-à-vis des maladies. Cas de
Trousseau. Maladies gémellaires.
Importance de ces constatations au point de vue de
l'influence comparée de la nature et de l'éducation :
« nature and nurture ».
Gémellité et mongolisme.

CHAPITRE IX. — **Grossesses et accouchements multiples.** 147

Accouchements pluraux, triples, quadruples, quintuples, etc. Naissances triples : Statistiques. Hérédité. Répartition des sexes. Grossesses triples univitellines, bivitellines, trivitellines.
Naissances quadruples.
Naissances quintuples.
Naissancse sextuples.

CHAPITRE X. — **Jumeaux monoamniotiques et monstres
doubles.** 161

Les jumeaux monoamniotiques; leurs rapports avec
les monstres doubles.
Monstres doubles; classification de Geoffroy Saint-
Hilaire; autositaires et parasitaires.
Monstres doubles autositaires; monstres à symétrie
double et à symétrie simple; monstres viables; séparation chirurgicale. Rosa-Josepha; son accouchement; sa lactation.
Monstres doubles parasitaires; ablation chirurgicale
du parasite.
Sexe des monstres doubles.

CHAPITRE XI. — **Biologie comparée : la gémellité dans
l'échelle des êtres** 199

La gémellité existe-t-elle chez les oiseaux? Les œufs à
deux jaunes : ils donnent naissance éventuellement

Pages

à deux poussins dissemblables analogues aux
jumeaux bivitellins. Les œufs à deux cicatricules et
les cicatricules à deux ou plusieurs germes : ils
donnent naissance à des poussins soudés par l'ombilic ou omphalopages, analogues aux jumeaux
univitellins.

La gémellité chez les mammifères. Il s'agit pour ainsi
dire constamment de gémellité bi ou multivitelline.
L'hermaphrodisme des génisses jumelles d'un veau,
ou *free-martinisme*. L'univitellinité des tatous.

Monstruosités doubles des vertébrés à sang froid.

Polyembryonie des insectes analogues à la gémellité
univitelline. Bourgeonnement des animaux inférieurs.

La gémellité chez les végétaux. Chez les végétaux supérieurs, la graine est comparable à un monstre double
parasitaire.

CHAPITRE XII. — **Etude expérimentale et conclusions.** 235

Gémellité bivitelline : rôle de l'hyperovarie ; influence
maritale.

Gémellités monochoriales : les ovisacs à deux ovules ;
les ovules à deux noyaux ; la polyspermie : polyspermie physiologique et polyspermie expérimentale ;
les spermatozoïdes à deux têtes ; plus grande fréquence chez les syphilitiques ; gémellité par fragmentation : fragmentation blastomérique et fragmentation
embryonnaire.

Tableau des théories de la gémellité.

Conclusions.

AVERTISSEMENT   265

Bibliothèque
des Connaissances médicales

DIRIGÉE PAR LE DOCTEUR APERT

AVERTISSEMENT

La librairie Flammarion entreprend, sous le titre de *Bibliothèque des Connaissances médicales*, la publication d'une série de volumes sur les sujets les plus intéressants des sciences médicales ; la liste des premiers volumes parus ou en préparation, telle qu'on la trouvera ci-dessous, montrera que les auteurs qui ont bien voulu nous apporter leur collaboration, appartiennent au corps enseignant de nos Facultés et Ecoles de Médecine, ou au corps médical de nos hôpitaux ; elle témoigne à elle seule de la compétence et de la conscience avec laquelle sont écrits ces volumes.

Ils sont rédigés de telle sorte que leur lecture, non seulement soit intéressante et fructueuse pour les médecins et pour les étudiants en médecine, mais aussi soit accessible au grand public cultivé, dépourvu de connaissances spéciales, mais apte, par une bonne instruction générale, à comprendre des sujets scientifiques spéciaux, pourvu qu'ils soient clairement exposés.

Il a suffi pour cela d'exprimer en français usuel les choses telles qu'elles sont, en n'employant les mots techniques indispensables qu'après avoir expliqué leur signification, et en débarrassant le style médical de ces formules cabalistiques héritées de nos pères, conservées par la tradition, respectables certes du fait même de leur ancienneté, mais qu'il y a intérêt à abandonner comme nous avons abandonné la robe doctorale et la perruque.

Nous sommes convaincus, en agissant ainsi, de satisfaire les médecins eux-mêmes. La science médicale s'est dans ces dernières années tellement perfectionnée, et forcément tellement compliquée; elle s'est subdivisée en tant de spécialités particulières dont chacune a son langage spécial, que bien des médecins praticiens n'ont pu suivre le détail de cette évolution, et seront heureux de trouver exposées dans ces volumes les notions récemment introduites en médecine, dépouillées d'une nomenclature trop spéciale et trop technique.

Rien ne s'oppose à une telle simplification et clarification du langage médical. La médecine n'est plus maintenant ce qu'elle a été trop longtemps, une sorte d'art hermétique. Au temps des bonnets pointus, plus récemment même, au temps de la redingote, de la cravate blanche, du tube, et de l'allure sacerdotale, le médecin se souciait peu d'expliquer au malade des faits qui pour lui-même restaient le plus souvent inexplicables, et il se contentait d'édicter comme un oracle des prescriptions quelque peu sybillines.

Aujourd'hui, la médecine est devenue sur bien des points, sinon une science exacte, tout au moins un art s'appuyant sur des notions scientifiquement démontrées. Le médecin doit pouvoir les concevoir et les retenir clairement, et les exposer non moins clairement aux malades et à leur entourage, de plus en plus avides de connaissances médicales, et de mieux en mieux renseignés sur les choses de la médecine. Mieux éclairés, ceux-ci appliqueront avec une compréhension plus complète les prescriptions médicales et il y aura tout profit, et pour les malades, et pour les médecins, et pour la santé nationale.

Malheureusement, quels que soient le zèle et le dévouement du médecin, le temps lui manque la plupart du temps pour pouvoir expliquer par le menu à son malade même cultivé, mais dépourvu de notions préalables nécessaires, ce qu'il y a intérêt à ce que celui-ci sache des origines, des retentissements, des conséquences de son mal ; des volumes, comme ceux que nous offrons à la fois au public médical et au public non médical, aideront à satisfaire ce besoin et donneront au grand public les notions fondamentales indispensables pour comprendre et appliquer avec fruit les explications et les recommandations du médecin.

Je sais bien que d'aucuns craignent la diffusion d'une science insuffisante, qui, dans des mains bien intentionnées, mais peu expertes, risquerait de devenir trop audacieuse. Mais le meilleur moyen de remédier à cet inconvénient n'est-il pas justement d'instruire mieux le grand public, et de lui faire comprendre que la meilleure part de la science médicale est moins faite de thérapeutique et de médications (qui demeurent, sous peine de désastres, l'apanage du médecin), que de prophylaxie et de prescriptions hygiéniques, qui, justement, ne peuvent donner leur pleine efficacité que par la diffusion la plus grande possible des notions médicales fondamentales.

Ce sont ces grandes notions médicales qu'à l'occasion des maladies les plus fréquentes, les plus importantes et les mieux connues, nous exposerons dans ces volumes. Qu'on ne se méprenne donc pas. On n'y trouvera pas des « recettes » permettant aux profanes de se soigner eux-mêmes ; le traitement propre-

ment dit, et surtout le traitement médicamenteux,
doit être approprié à chaque malade en particulier,
car chaque malade diffère du voisin par son tempérament, par ses antécédents, par les associations mor-
bides éventuelles, etc. ; une telle appropriation du
traitement au malade ne peut être faite que par
le médecin traitant et reste variable avec chaque
malade. Les malades, certes, pourront lire avec fruit
ceux de ces volumes qui concernent leur mal ; ils n'y
trouveront pas le moyen de se passer du médecin,
mais celui très appréciable de profiter plus utilement
de ses avis.

Plus encore qu'aux malades, nous nous adressons
aux personnes de plus en plus nombreuses qui
veulent s'instruire sur l'état actuel des connaissances
médicales, en considérant qu'étant hommes rien
d'humain ne doit leur être étranger. Qu'y a-t-il de
plus humain que le corps humain lui-même, et de
plus intéressant pour l'homme que l'étude de sa
propre personne, de ses merveilles — car le corps
humain en est plein, — et de ses tares éventuelles
— non moins nombreuses malheureusement ?

La soif de telles connaissances est naturelle, mais
le public ne pouvait guère la satisfaire jusqu'à présent que par des breuvages mal appropriés, indigestes
pour son estomac non accoutumé s'ils étaient vraiment scientifiques, ou déplorablement incomplets ou
même falsifiés dans le cas contraire. Nous avons
donc conscience, avec la nouvelle bibliothèque, de
répondre à un besoin inassouvi du public éclairé, et
nous avons le ferme espoir qu'elle trouvera près de
lui bon accueil.

Docteur APERT.

VOLUMES PARUS :

— APERT, médecin de l'hôpital des Enfants-Malades. *Vaccins et Sérums.* — *Les Jumeaux.*

— BLECHMANN, ex-chef de clinique de la Faculté. *Les Péricardites aiguës.*

— CESTAN, professeur à la Faculté de Toulouse. *Les Épilepsies.*

— DUBREUIL-CHAMBARDEL (de Tours). *Les Scolioses.*

— DUCOURNAU, chef de clinique à l'École de Stomatologie. *Dents et maux de dents.*

— DUHEM, radiologiste de l'hôpital des Enfants-Malades. *L'Emploi des Rayons X en médecine.*

— LE DAMANY, professeur à l'Ecole de médecine de Rennes. *La luxation congénitale de la hanche.*

— NOBÉCOURT, professeur de clinique infantile à la Faculté, médecin de l'hôpital des Enfants-Malades. *Les syndromes endocriniens dans l'enfance et la jeunesse.*

— PERRIN, professeur agrégé à la Faculté de Nancy et MATHIEU (de Brides). *L'obésité.*

— RATHERY, professeur agrégé à la Faculté, médecin de l'hôpital Tenon. *Le Diabète sucré.*

— CLÉMENT SIMON, médecin de Saint-Lazare. *La Syphilis.*

— TIXIER, médecin des hôpitaux de Paris. *Les anémies.*

— HENRI VERGER, professeur de médecine légale à l'Université de Bordeaux. Médecin des hôpitaux. *L'évolution des idées médicales sur la responsabilité des délinquants.*

VOLUMES EN PRÉPARATION :

— BABONNEIX, médecin de l'hôpital de la Charité. *Les Chorées*.

— BAUDOIN, professeur agrégé à la Faculté de Paris, médecin de l'hospice de Brévannes. *La Douleur et les Névralgies*.

— BENSAUDE, médecin de l'hôpital Saint-Antoine et RIVET, médecin des hôpitaux. *Entéritiques et constipés*.

— BOUCHACOURT, ex-chef de clinique obstétricale de la Faculté, radiologiste de la maison municipale de Santé. *Les données nouvelles sur la grossesse et l'accouchement*.

— BRELET, professeur à l'École de médecine de Nantes. *La Scarlatine*.

— CATHELIN, chirurgien en chef de l'hôpital d'Urologie. *La tuberculose rénale chronique*.

— CAUSSADE, médecin de l'Hôtel-Dieu, et COTONI, de l'Institut Pasteur. *Les Congestions et œdèmes pulmonaires*.

— CRUCHET, professeur à la Faculté de Bordeaux. *Les grandes figures médicales, d'Hippocrate jusqu'à nos jours*.

— DUBREUIL-CHAMBARDEL (de Tours). *Le corps humain; ses grandes variations*.

— FEUILLADE, médecin-directeur de la clinique médicale d'Ecully. *Conseils aux nerveux et à leur entourage*.

— LAIGNEL-LAVASTINE, professeur agrégé à la Faculté, médecin de l'hôpital Laënnec. *Sécrétions internes et psychonévroses*.

— LANCE, assistant d'orthopédie à l'Hôpital des Enfants-Malades. *La tuberculose vertébrale (Le mal de Pott; les gibbeux)*.

— Le Mée, oto-rhino-laryngologiste des hôpitaux de Paris. *L'audition.*

— Léri, professeur agrégé à la Faculté, médecin de l'hôpital Cochin. *Les Rhumatismes chroniques.*

— Lian, médecin des hôpitaux et André Finot. *L'hypertension artérielle.*

— Louste, médecin de l'hôpital Saint-Louis. *Les Eczémas.*

— Milian, médecin de l'hôpital Saint-Louis. *L'hérédité syphilitique.*

— Mouriquand, professeur à la Faculté de Lyon, *L'alimentation et les régimes d'après les données actuelles.*

— Perrin, professeur-agrégé à la Faculté de Nancy et Mathieu (de Brides). *Les eaux minérales ; leur mode d'action.*

— Ribadeau-Dumas, médecin de la Maternité. *Les débuts de la tuberculose infantile.*

— Ribierre, professeur agrégé à la Faculté, médecin de l'hôpital Laënnec. *L'insuffisance cardiaque.*

— Stévenin, ex-chef de clinique de la Faculté. *La Coqueluche.*

428-10-23. — PARIS. — IMP. HEMMERLÉ, PETIT & Cie

Rue de Damiette, 2, 4 et 4 *bis*.

www.ingramcontent.com/pod-product-compliance
Lightning Source LLC
LaVergne TN
LVHW021151050726
842519LV00002B/580